Prävention von Aggression und Gewalt in der Pflege

Radim Knizek

Prävention von Aggression und Gewalt in der Pflege

Anregungen für Beziehungsarbeit, Kommunikation und organisatorische Maßnahmen

Reihe Humanwissenschaften

Impressum / Imprint

Bibliografische Information der Deutschen Nationalbibliothek: Die Deutsche Nationalbibliothek verzeichnet diese Publikation in der Deutschen Nationalbibliografie; detaillierte bibliografische Daten sind im Internet über http://dnb.d-nb.de abrufbar.

Bibliographic information published by the Deutsche Nationalbibliothek: The Deutsche Nationalbibliothek lists this publication in the Deutsche Nationalbibliografie; detailed bibliographic data are available in the Internet at http://dnb.d-nb.de.

Coverbild / Cover image: www.ingimage.com

Verlag / Publisher:
AV Akademikerverlag
ist ein Imprint der / is a trademark of
OmniScriptum GmbH & Co. KG
Heinrich-Böcking-Str. 6-8, 66121 Saarbrücken, Deutschland / Germany
Email: info@akademikerverlag.de

Herstellung: siehe letzte Seite /
Printed at: see last page
ISBN: 978-3-639-87259-0

Inhaltsverzeichnis

Vorwort.. 3
1. Einleitung: Relevanz des Themas für die Pflege 4
2. Fragestellung und Breite des Problemfeldes 5
3. Begriffsbestimmung: „Gewalt", „Aggression" und „Zwang" 5
4. Formen von Aggression im Pflegebereich 7
5. Entstehungstheorien zur Aggression und Gewalt 8
   5.1. Triebtheorien 8
   5.2. Die soziale Lerntheorie 8
   5.3. Die Frustrations-Aggressions-Hypothese 9
   5.4. Die Rolle von Erkrankungen, Traumata und geistiger Behinderung 10
   5.5. Der Einfluss von Suchtmitteln und Medikamenten 11
   5.6. Der interaktionalistische Ansatz 11
   5.7. Der situationale Ansatz 13
6. Primäre Prävention 14
   6.1. Prävention durch Beziehungsarbeit 14
   6.2. Wege zur gewaltfreien Lösung von Konflikten 15
   6.3. Akzeptanz der eigenen Aggressionsanteile 17
   6.4. Strukturelle Bedingungen 17
   6.5. Prädiktoren von Aggression 20
   6.6. Eskalation 22
   6.7. Deeskalation 23
      6.7.1. Kontaktaufnahme 24
      6.7.2. Gesprächstechniken 27
      6.7.3. Phase der akuten Bedrohung 29
7. Sekundäre Prävention 31
   7.1. Selbst- und Fremdschutz 32
   7.2. Zwangsmaßnahmen 32
      7.2.1. Voraussetzungen und Entscheidungen im Vorfeld 33
      7.2.2. Vorkehrungen nach der Krisensituation 35
8. Tertiäre Prävention 36
   8.1. Dokumentation 36
   8.2. Analyse des Vorfalls 37
9. Wichtigste Schlussfolgerungen 38
Literaturverzeichnis 40

Vorwort

Menschen in Pflegeberufen werden sehr oft bereits im Laufe ihrer Ausbildung mit den Themen Aggression und Gewalt konfrontiert, sowohl im theoretischen Unterricht und im Rahmen von Kommunikationsübungen als auch direkt in den jeweiligen Gesundheitseinrichtungen während ihrer Praktika. Dabei lernen sie nicht nur die Problematik legitimierter Zwangsmaßnahmen kennen, sondern sie werden nicht selten auch selbst Zeugen oder sogar Betroffene bei aggressiven Übergriffen, die sowohl von Patienten als auch von Mitarbeitern ausgehen können.

Diese Feststellung stützt sich nicht bloß auf die verwendete Literatur. Sie basiert gleichermaßen auch auf persönlichen Erlebnissen als Schüler der psychiatrischen Gesundheits- und Krankenpflege sowie auf Erfahrungen und Erzählungen von Kolleginnen und Kollegen in Ausbildung. Aus dieser Situation heraus wollte ich mich der Frage widmen, welche Möglichkeiten und Strategien mir und meinen Teamkollegen zur Verfügung stehen, wenn wir in unserem Berufsalltag Aggression und Gewalt vermeiden und zugleich auch - unter Berücksichtigung der eigenen Sicherheit - alle Formen des institutionellen Zwangs auf ein Minimum reduzieren wollen.

Die Vorahnung, dass diese Ziele praktische und ethische Dilemmas mit sich bringen würden, hat sich bei der Aufarbeitung der Thematik bestätigt. Aus dem Grund können die nachfolgenden Kapiteln keine fixen Antworten oder Rezepte liefern, auch wenn auf den ersten Blick ein solcher Eindruck entstehen mag. Es geht vielmehr um ein Aufzeigen von verschiedenen Denkanstößen und Handlungsmöglichkeiten, die bisher in der Literatur beschrieben worden sind bzw. die ich im Rahmen meiner Ausbildung kennenlernen durfte und bei deren praktischer Umsetzung die konkreten Umstände berücksichtigt werden müssen.

Hinsichtlich Schreibstil ersuche ich darum, jede Erwähnung von Personen und Personengruppen in diesem Text stets auf beide Geschlechter zu beziehen.

1. Einleitung: Relevanz des Themas für die Pflege

Da wir nicht in einer gewaltfreien Gesellschaft leben, treten Aggression und Gewalt unweigerlich auch im Gesundheitsbereich auf. Gerade im Verlauf einer Erkrankung können verschiedene Faktoren verstärkende Wirkung haben: Schmerzen, Ängste, die stationäre Umgebung, Identitätskrisen, Abhängigkeit, usw.

Bei näherer Betrachtung wird dann auch jenes Dilemma sichtbar, welches mit dem doppelten gesellschaftlichen Auftrag an das Gesundheitswesen verbunden ist: Dieser sieht einerseits die Behandlung und Pflege des Patienten nach seinem Wunsch vor, andererseits aber auch den Schutz des Patienten bzw. anderer Menschen vor selbst- oder fremdgefährdenden Fehlhandlungen im Kontext der Erkrankung. Deshalb kommt es - insbesondere in der Psychiatrie und Geriatrie - mitunter auch zur Anwendung von Zwangsmaßnahmen gegen den Willen des Patienten. Neben all jenen Formen von Aggression und Gewalt, die von Einzelpersonen ausgehen (Patienten, Angehörige, Besucher, Mitarbeiter), ist im Gesundheitswesen somit auch das Phänomen der zweckmäßigen, institutionellen Gewalt präsent.

Ich möchte nun einige wichtige Aspekte dieser Problematik aufzählen, die dafür sprechen, dass sich Gesundheitseinrichtungen, Führungskräfte und Pflegende insgesamt mit dem Thema auseinandersetzen:

Das zuvor erwähnte Dilemma und der schmale Grat zwischen sinnvoller und nicht sinnvoller Anwendung von Zwang erfordern ein theoretisch und empirisch fundiertes Handeln und ein stetiges Hinterfragen der bisherigen Praxis. Dank dieser Reflexion konnten in der Pflege im Laufe der Geschichte bereits verschiedene obsolete Praktiken abgeschafft werden, die früher selbstverständlich waren, wie z. B. das obligatorische Wecken aller Patienten der Station unmittelbar vor oder nach der morgendlichen Dienstübergabe oder die tägliche Ganzkörperwaschung aller Patienten der Station. Und es gilt, diesen Prozess weiter fortzuführen.

Jenseits der Frage der institutionellen Gewalt erstreckt sich dann das breite Thema der individuellen Aggression, deren Täter und Opfer auf beiden Seiten zu finden sind - sowohl unter Pflegenden als auch unter Patienten bzw. Angehörigen und Besuchern. Wobei oft auch der Dienstgeber Schaden erleidet, insbesondere durch vermehrte Krankenstände und Leistungsabfall beim Personal. Im Rahmen der von Günter Dorfmeister und Harald Stefan durchgeführten Studie in ausgewählten Krankenhäusern und Geriatriezentren Wiens im Zeitraum 2006 bis 2007 hat die Befragung von knapp 4.000 Beschäftigten ergeben, dass etwa 44 Prozent der

Respondenten während ihrer Berufsausübung mindestens einmal tätlich angegriffen wurden. Der Großteil davon waren Angehörige der Pflege (vgl. Dorfmeister 2009). Das Thema ist für die Pflege somit auch deshalb von Bedeutung, weil es das Pflegepersonal ist, welches von allen Berufsgruppen im Gesundheitswesen am häufigsten in Gewaltereignisse verwickelt ist. Grund dafür ist der häufige und intensive Kontakt zu Patienten und der schwierige Umstand, dass im Kontext der Pflege zumeist entweder ein bestimmtes Maß an Kooperation abverlangt wird oder wiederum bestimmte Bedürfnisse und Wünsche der Patienten - notwendigerweise - nach hinten gereiht werden müssen (vgl. Anke et al. 2003: 8).

2. Fragestellung und Breite des Problemfeldes

Die nachfolgenden Kapiteln beschäftigen sich mit den folgenden Kernfragen:
1) Welche Theorien zur Entstehung von Gewalt gibt es?
2) Welche Formen kann Gewalt in der Pflege annehmen?
3) Welche Faktoren und Anlässe spielen hierbei eine Rolle?
4) Welche Maßnahmen zur Prävention, Deeskalation und Nachbearbeitung von Gewaltereignissen können auf verschiedenen Ebenen ergriffen werden?

Einige Ausführungen beziehen sich dabei sehr stark auf den Bereich der psychiatrischen Pflege. Nachdem die Phänomene Aggression und Gewalt aber nicht nur in der Psychiatrie auftreten, strebt dieses Werk eine Form und Aussagekraft an, die auch für andere Fachabteilungen Gültigkeit besitzen.

3. Begriffsbestimmung: „Gewalt", „Aggression" und „Zwang"

Ich möchte mich im Weiteren auf die folgenden Definitionen von *Aggression*, *Gewalt* und *Zwang* stützen:

> *Aggressives Verhalten* liegt nur dann vor, wenn die Absicht der Schädigung bei einem Täter vorhanden ist. Wenn also eine Person absichtlich etwas macht oder unterlässt, um eine psychische oder physische Beeinträchtigung einer anderen Person herbeizuführen, verhält sie sich aggressiv. Aggression wird aufgrund der Intention eines Täters definiert. Im üblichen Begriff der Aggression steckt weiterhin auch die Aggression als Gefühl, also diejenige Wut (oder schwächer: Ärger), die man als aggressive Gefühle bezeichnen

kann, die aber noch lange nicht zur aggressiven Handlung führen müssen (Ruthemann 1993: 15).

Es wird immer dann von *Gewalt* gesprochen, wenn eine Person zum „Opfer" wird, d. h. vorübergehend oder dauernd daran gehindert wird, ihrem Wunsch oder ihren Bedürfnissen entsprechend zu leben. Gewalt heißt also, dass ein ausgesprochenes oder unausgesprochenes Bedürfnis des Opfers missachtet wird. Dieses Vereiteln einer Lebensmöglichkeit kann durch eine Person verursacht sein (personale Gewalt) oder von institutionellen oder gesellschaftlichen Strukturen ausgehen (strukturelle Gewalt). Bei der personalen Gewalt erscheint darüber hinaus die Unterscheidung wichtig zwischen aktiver Gewaltanwendung im Sinne der Misshandlung, und passiver Gewaltanwendung im Sinne der Vernachlässigung. Gewalt sollte immer aus der Sicht des geschädigten Opfers definiert werden (ebd. 14).

Zwang ist eine angemessene (d. h. notwendige und verhältnismäßige), legitimierte, transparente Anwendung von Machtmitteln zur Durchsetzung einer Absicht gegen den Willen einer anderen Person (Rupp / Rauwald 2004a: 12).

Die Differenzierung anhand der jeweiligen Perspektive und Absicht ist für die gesamte Problematik demnach sehr wesentlich. Während sich der aggressive Charakter einer Handlung aus der inneren Einstellung des „Täters" ergibt, ist Gewalt nach der oben genannten Definition eine Frage der Wahrnehmung des „Opfers". Somit liegt auch dann, wenn Patienten in irgendeiner Form gegen ihren Willen beschränkt werden, eine Form von Gewalt vor. Umgekehrt hat aber nicht jede Gewaltanwendung mit Aggression zu tun, denn Zwangsmaßnahmen im Gesundheitswesen sind grundsätzlich nicht mit der Absicht verbunden, den Patienten zu schädigen.

4. Formen von Aggression im Pflegebereich

Von den jeweiligen Definitionen ausgehend lassen sich für den Bereich der Pflege mehrere Ebenen ausmachen, auf denen Aggression auftreten kann (vgl. Hartdegen 1996: 89 ff):

a) kommunikative Aggression auf individueller Ebene:
- *aktiv:* verbale Distanz- und Respektlosigkeit, unaufgefordertes Duzen, Drohungen, Beschimpfungen, Beleidigungen, beißende Ironie, Vorwürfe, Abwertung, Bewitzeln, sexuelle Anspielungen, üble Nachrede und abfällige Äußerungen gegenüber Dritten, das Ausspielen von Personen gegeneinander oder auch eine kontrollierende Bevormundung durch ein aufgezwungenes Umsorgen, Pflegen und Dienen, wodurch Abhängigkeit und Unselbständigkeit entsteht und das Selbstwertgefühl der gepflegten Person geschwächt wird;
- *passiv:* die Verweigerung zu kommunizieren, jemanden nicht beachten oder nicht ernst nehmen.

b) physische Aggression auf individueller Ebene:
- *aktiv:* schlagen, rempeln, festhalten, sexuelle Übergriffe, grobes Handling bei der Pflege, jemanden übermäßiger Hitze oder Kälte aussetzen, Aggression gegen Gegenstände;
- *passiv:* den Weg versperren, Bewegungsbeschränkungen, Verweigerung von Pflegemaßnahmen, Vernachlässigung.

c) Beispiele für institutionelle Formen von Gewalt bzw. Aggression:
- *aktiv:* zu zeitiges Wecken, Zwangsmobilisation, der Zwang zum Duschen oder zu einem Vollbad, „Waschstraße" (mehrere Personen werden im Bad gleichzeitig gewaschen), Zwang zum Feiern;
- *passiv:* starrer Tagesablauf, unzureichende Information und Aufklärung, keine individuelle Lebensgestaltung, Verletzung der Intimsphäre und des Schamgefühls, reizarmes oder reizüberflutendes Umfeld, fehlende Rückzugsmöglichkeiten, Missachtung individueller Essgewohnheiten, Nichtbeachtung der Religiosität, Anwendung von beschränkenden Maßnahmen zum Zwecke der Entlastung des Personals.

5. Entstehungstheorien zur Aggression und Gewalt

5.1. Triebtheorien

Die sogenannten Triebtheorien gehen davon aus, dass das Aggressionsverhalten von Menschen auf angeborene Triebe zurückgeht. Aggression ist demnach biologisch determiniert und unvermeidlich, da die Triebspannung in bestimmten Intervallen immer wieder ausagiert werden muss. Zu den Triebtheorien zählen etwa die Theorien von Sigmund Freud und Konrad Lorenz (vgl. Hartdegen 1996: 19 ff).

Heute werden diese Konzepte mehrheitlich als überholt angesehen. Nach wie vor aktuell ist lediglich die Theorie eines biologischen Überlebenstriebs, der unter anderem auch aggressive Verhaltensmöglichkeiten mit einschließt (vgl. Wesuls et al. 2005: 32). Im Gesundheitsbereich ist dies vor allem im Zusammenhang mit dem Phänomen der Angst von Bedeutung. Krankheit oder Pflegebedürftigkeit können viele Formen der Angst aufkommen lassen bzw. verstärken: Existenzängste, Verlustängste, die Angst vor einer Behandlung, die Angst vor Abhängigkeit, wahnhafte Ängste und Ängste aufgrund von Verwirrtheit und Desorientiertheit („Wo bin ich hier, was geschieht mit mir?!"). All diese Formen von Angst erhöhen die innere Anspannung und können zum aggressiven Verhalten führen. Im Falle eines Wahns (Verfolgungswahn, Vergiftungswahn, usw.) kann auch ein krankheitsbedingt verändertes Erleben dazu führen, dass Patienten bestimmte Pflegehandlungen oder Personen als existentielle Bedrohung wahrnehmen und sich zur Notwehr veranlasst fühlen.

5.2. Die soziale Lerntheorie

Der lerntheoretische Ansatz erklärt Aggression anhand des sozialen Lernens. Hierbei lassen sich zwei komplementäre Lernprozesse unterscheiden (vgl. Breakwell 1998: 24 ff). Die Begriffe *instrumentelles Lernen* bzw. *Verstärkungslernen* beziehen sich auf Vorgänge, bei denen sich bestimmte Formen aggressiven Verhaltens durch Erfolgserlebnisse verfestigen. Der zweite wesentliche Lernprozess ist das *Lernen am Modell*: Sowohl Kinder als auch Erwachsene lernen durch die Beobachtung anderer, wann aggressives Verhalten angemessen ist und wie dabei vorzugehen ist.

In beiden Fällen spielen die konkreten Normen innerhalb des jeweiligen sozialen Milieus eine wichtige Rolle, sei es die Familie, der Freundeskreis oder eine spezifische Subkultur, wo bestimmte Formen der physischen oder verbalen Gewalt

Usus sein können. Die jeweils „richtige" Vorgehensweise wird dabei modellhaft vorgezeigt und oft anschließend auch mit Anerkennung belohnt. Umgekehrt ist es aber genauso möglich, alternative Verhaltensweisen zu erlernen und ein wesentlicher Aspekt präventiver Arbeit ist darauf ausgerichtet, aggressive Gefühle in sozial akzeptable Bahnen zu lenken. Darin besteht der praktische Wert der Lerntheorie.

5.3. Die Frustrations-Aggressions-Hypothese

Die Frustrations-Aggressions-Hypothese erklärt aggressives Verhalten als eine Konsequenz von Frustrationserlebnissen. Der Begriff *Frustration* bezeichnet dabei „die Enttäuschung, die entsteht, wenn die Befriedigung eines Bedürfnisses verhindert wird" (Kienzle / Paul-Ettlinger 2001: 19). Angesichts der Vielfalt menschlicher Bedürfnisse gibt es entsprechend viele Formen von Frustration: verbale und physische Attacken, Mangelzustände und Einschränkungen, Misserfolge, Schmerzen, Belästigungen, Lärm, Menschenansammlungen und andere. Eine wesentliche Rolle spielen dabei die persönliche Frustrationstoleranz und der individuelle Umgang mit diesen Einflüssen. Neben Aggression, Auflehnung oder Resignation gehören zur Palette der möglichen Reaktionen auch verschiedene Bewältigungsformen wie das aktive konstruktive Handeln, kognitive Reflexion, Abwarten oder Humor. Frustration muss also nicht unbedingt zur Aggression führen und nicht jeder Aggression muss zwingend eine Frustration vorangehen (vgl. Hartdegen 1996: 57 ff).

Im Pflegebereich ist der Faktor Frustration jedenfalls immer wieder präsent, sowohl auf Seiten der Patienten als auch unter den Pflegenden. Viele Patienten weisen aufgrund ihres Alters, ihrer Biographie oder ihres gesundheitlichen Zustandes von vornherein eine erhöhte Vulnerabilität auf, zu der während des Behandlungszeitraumes zusätzliche Stressoren hinzukommen, wie etwa kognitive, somatische und soziale Einschränkungen, Schmerzen, Ängste, verschiedene unangenehme Reize und die Forderungen des behandelnden und pflegenden Teams.

Auf Seiten des Personals und insbesondere der Pflege lässt sich ebenfalls eine Vielzahl an frustrierenden Faktoren ausmachen: Die häufige Konfrontation mit Leid und Tod, permanent zu wiederholende Pflegemaßnahmen (oftmals verbunden mit einer geringen Hoffnung auf eine nachhaltige Genesung der Patienten), niedrige Personalstände und Zeitdruck können zu einer Diskrepanz zwischen dem eigenen Berufsideal und der beruflichen Realität führen. Zusätzlich können auch übermäßig hierarchische Strukturen oder auch ein *Laissez-faire*-Führungsstil zur beruflichen Frustration beitragen (vgl. ebd. 201 ff).

5.4. Die Rolle von Erkrankungen, Traumata und geistiger Behinderung

Eine Anzahl an medizinischen Diagnosen geht mit einem erhöhten Aggressionsrisiko einher. Unter den psychischen Erkrankungen sind dies vor allem schizophrene Psychosen. Bei dieser Krankheitsgruppe ist es möglich, dass nahestehende Personen oder das behandelnde Personal in das Wahnsystem des Betroffenen einbezogen werden und die Person aus einem subjektiven Gefühl der Bedrohung heraus gewalttätig handelt. Aggressionen dieser Art können durchaus unerwartet auftreten. Einen weiteren möglichen Auslöser stellen bei dieser Patientengruppe akustische Halluzinationen mit imperativen Stimmen dar, die unter Umständen zu aggressiven Handlungen aufrufen können. Außerdem kann auch eine Überforderung im Kontext der Behandlung bzw. Pflege zur Anspannung führen, bedingt durch den Rehabilitationsdruck oder durch ein Übermaß an persönlicher Nähe auf der Beziehungsebene (vgl. Steinert 1995: 79 f).

Aus der Gruppe der organischen Erkrankungen und Traumata können folgende das Risiko für aggressives Verhalten erhöhen: Schädel-Hirn-Traumata, Schlaganfälle, Hirntumore, Hirnblutungen, Encephalitis, Meningitis, Hyperthyreose, M. Alzheimer, M. Parkinson, M. Pick, Chorea Huntington und andere. Ausschlaggebend sind hier vor allem die reduzierte Fähigkeit zur Verarbeitung von Außenreizen sowie die beeinträchtigte Kontrollfunktion des Frontalhirns (vgl. Hartdegen 1996: 148 f; Kienzle / Paul-Ettlinger 2001: 28 f; Rupp / Rauwald 2004b: 31). Bei dementiellen Prozessen kommt auch die kognitive Desorientierung zum Tragen, die einer erfolgreichen Kommunikation im Weg stehen bzw. in verschiedenen Situationen ein subjektives Gefühl der Bedrohung oder Misshandlung erzeugen kann (vgl. Steinert 1995: 82).

Auch Menschen mit geistiger Behinderung weisen im Durchschnitt eine verhältnismäßig eingeschränkte kommunikative Ausdruckspalette, eine reduzierte Frustrationstoleranz und begrenzte Fähigkeiten zur emotionalen Selbstregulation auf (vgl. ebd. 81 f).

Allen eben genannten Risikogruppen ist mehr oder weniger gemeinsam, dass die Aggression relativ rasch und unvermittelt eintreten kann und dass die anschließende Beeinflussbarkeit durch kommunikative Techniken eher begrenzt ist. Präventive Maßnahmen im Vorfeld, wie etwa die Schaffung eines frustrations- und reizarmen Klimas, gewinnen in diesen Fällen somit noch mehr an Bedeutung.

Trotz der erwähnten Zusammenhänge zwischen Erkrankung bzw. Behinderung und Aggression warnen die meisten Autoren gleichzeitig vor einer Überbewertung dieser

Faktoren. Was z. B. die Gesamtheit aller psychisch erkrankten Menschen betrifft, so konnte belegt werden, dass Gewalttaten bei dieser Personengruppe insgesamt nicht häufiger vorkommen als innerhalb der Durchschnittsbevölkerung. Die Annahme, dass psychisch Kranke generell besonders gefährlich seien, ist deshalb nicht haltbar (vgl. ebd. 14 f).

5.5. Der Einfluss von Suchtmitteln und Medikamenten

Auch im Drogen- oder Alkoholrausch bzw. im Entzugszustand kann aggressives Verhalten auftreten. Diese Zustände sind in der Regel mit einer verminderten Selbstkritik und Selbstkontrolle verbunden, die Chance auf einen argumentativen Zugang besteht hier kaum (vgl. Rupp / Rauwald 2004b: 30 f). Aggressionsfördernd sind in diesem Zusammenhang vor allem Alkohol, Amphetamine, Kokain, Phencyclidin und Crack (vgl. Steinert 1995: 87 f). Zu Medikamenten, bei denen Erregung und Aggressivität als Nebenwirkung auftreten kann, zählen Neuroleptika (bei zu hoher Dosierung oder bei raschem Entzug), Benzodiazepine (paradoxe Reaktion), aktivierende Antidepressiva, Antiepileptika, Antiparkinsonmittel, Schilddrüsenhormone und Barbiturate (vgl. Steinert 1995: 91; Wesuls et al. 2005: 32).

5.6. Der interaktionalistische Ansatz

Der interaktionalistische Ansatz beleuchtet das Phänomen der Aggression aus der Sicht der zwischenmenschlichen Kommunikation und Interaktion (vgl. Hartdegen 1996: 78 f), wo das Wechselspiel von Aktion und Reaktion immer wieder auch zu Missverständnissen, Spannungen und Konflikten führt.
Die Pflegebeziehung zeichnet sich dabei von vornherein durch zahlreiche konfliktfördernde Umstände aus. Schon alleine das Vorhandensein von kulturellen oder krankheitsbedingten Kommunikationsbarrieren kann die Einigung auf gemeinsamen Zielen und Vorgehensweisen erheblich erschweren. Dabei spielen die gegenseitigen Ansprüche, Erwartungen und Zielvorstellungen geradezu eine Schlüsselrolle. Um ihre Rolle als Kranke zu erfüllen, müssen Patienten eine Vielzahl an Erwartungen seitens des behandelnden Teams (und seitens der Gesellschaft) erfüllen: Sie sollten im Idealfall nett und freundlich sein, die Hausordnung befolgen, alle Auskünfte geben und alle Untersuchungen über sich ergehen lassen, wenig Arbeit machen, andere Patienten nicht stören, Angehörige nur zu den festgelegten

Uhrzeiten empfangen und willig sein, die Krankheit zu überwinden und schnell entlassungsfähig zu werden (vgl. ebd. 142). All diese Anforderungen und Prioritäten haben zur Folge, dass zahlreiche Bedürfnisse der Patienten nach hinten gereiht werden. Gesundheits- und Pflegeeinrichtungen sind ferner berechtigt, den Behandlungsauftrag in bestimmten Fällen auch mit Zwang durchzusetzen. Neben allen physischen Formen von Zwang stehen dabei auch „weiche" Druckmittel zur Verfügung, wie etwa der Verweis auf eine in Frage kommende Zwangsbehandlung (vgl. Richter 1999: 10). Der Verlust an Autonomie, Kontrolle und Selbstbestimmung zählt tatsächlich zu den häufigsten Aggressionsursachen im Gesundheitsbereich. Andererseits ist ein gewisser Autonomieverlust unvermeidbar, denn jede stationäre Aufnahme in einem Spital oder Heim erfordert die Abgabe bestimmter Kompetenzen und Entscheidungen an das Personal. Der Tagesablauf wird von nun an vom Personal bestimmt und die meisten Patienten bzw. Bewohner gestalten ihr Leben nicht mehr in dem Maße selbst, wie sie es früher gewohnt waren. Bei älteren Personen kommt es spätestens jetzt zu einem Rollentausch mit Angehörigen der jüngeren Generation: Während sie im mittleren und späteren Erwachsenenalter Verantwortung für jüngere Menschen übernommen haben, müssen sie nun umgekehrt Entscheidungen und Kompetenzen an diese abtreten. Die Pflegebeziehung ist daher von vornherein als eine Abhängigkeitsbeziehung zu sehen, die unweigerlich ein asymmetrisches Machtgefälle impliziert, selbst in einem möglichst partnerschaftlichen Klima und bei maximaler Mündigkeit der betreuten Personen (vgl. Ruthemann 1993: 36 ff).

Angesichts dieses Beziehungsgefälles aktiviert sich bei zahlreichen Patienten ein Selbstbehauptungsverhalten mit dem Ziel, das Machtverhältnis auszugleichen und die Kontrolle über die eigenen Belange zurückzuerobern (vgl. Wesuls et al. 2005: 31). Oder es kann auch darum gehen, in der neuen Abhängigkeitsbeziehung den eigenen Handlungsspielraum abzuklären und dessen Grenzen zu testen (vgl. Kienzle / Paul-Ettlinger 2001: 27). Zu den zur Verfügung stehenden Mitteln zählen unter anderem Sonderwünsche, Nörgeleien, das Einnässen und Einkoten, die Ablehnung von Nahrung oder verschiedenen Pflegemaßnahmen und nicht zuletzt auch aggressives Verhalten (vgl. Hartdegen 1996: 103; Koller 2004: 99 f). Vor allem dann, wenn die eigenen Ausdrucksmöglichkeiten eingeschränkt sind und Botschaften, Emotionen und Bedürfnisse kaum noch adäquat mitgeteilt werden können, lässt sich das störende Verhalten in bestimmten Fällen als ein missglückter Kommunikationsversuch deuten (vgl. Wesuls 2005: 25). Ferner kann der Zweck des störenden bzw. aggressiven Verhaltens in Ermangelung anderer, alternativer Strategien auch einfach darin bestehen, mit anderen Menschen in Kontakt zu treten und sich Beziehungserlebnisse zu verschaffen (vgl. Kienzle / Paul-Ettlinger 2001: 26 f).

Gleichermaßen können auch Pflegekräfte zur Zuspitzung der schwierigen Beziehungssituation beitragen. Vor allem wenn die Motivation des Helfers primär darin besteht, Dankbarkeit und Anerkennung zu erhalten, wird eine ablehnende Reaktion oft als Kränkung und als Angriff gegen die eigene Person empfunden. Als Gegenreaktion kann es zu einer „hilflosen" Anwendung von Gewalt kommen (vgl. ebd. 47), wobei das Pflegepersonal in der Praxis eine Vielzahl an Möglichkeiten hat, den Patienten gegenüber Macht auszuüben (siehe Kapitel 4).

Es lässt sich also festhalten, dass die Pflegebeziehung aufgrund von zahlreichen Faktoren bereits von vornherein belastet sein kann und dass beide Personengruppen zu einer weiteren Kumulation des Aggressionspotentials beitragen können. Banale Auseinandersetzungen können auf diese Weise in schwerwiegende Beziehungskonflikte übergehen und im Extremfall in einen Teufelskreis von gegenseitiger Gewalt ausarten. Die Beziehung zwischen Pflegenden und Patienten kann darüber hinaus durch parallele Konflikte mit Angehörigen, anderen Mitarbeitern und Vorgesetzten zusätzlich beeinträchtigt sein.

5.7. Der situationale Ansatz

Dieser Ansatz bringt die bisher aufgezeigten Problembereiche in ein Verhältnis zueinander, indem davon ausgegangen wird, dass konkrete Gewalt stets vor dem Hintergrund mehrerer, einander wechselseitig beeinflussender Faktoren stattfindet. Hierzu zählen genetische Dispositionen, die Biographie und verinnerlichte Normen, die momentane psychische Befindlichkeit, die der Situation unmittelbar vorangehende Interaktion und die räumliche Umgebung (vgl. Breakwell 1998: 29 f). Die zwei wichtigsten Schlüsse daraus lauten:

1) Jede konkrete aggressive Handlung hat in der Regel mehrere Ursachen, wobei eine genaue Analyse bzw. Aufschlüsselung in der Praxis kaum möglich ist.

2) Nachdem aber auf die meisten der beitragenden Faktoren Einfluss genommen werden kann, öffnet sich ein breiter Spielraum für präventive Maßnahmen.

13

6. Primäre Prävention

Wie aus dem letzten Kapitel hervorgeht, sind Gewalthandlungen häufig das Resultat eines Prozesses, der die letzten Tage, Stunden und Momente mit einschließt und durch Auseinandersetzungen, Meinungsverschiedenheiten und Konflikte maßgeblich geprägt sein kann. Das Verhalten des Pflegepersonals kann in diesem Prozess eine wesentliche Rolle spielen - verstärkend oder präventiv.

Bereits das Wissen um die Entstehungsmechanismen von Aggression und die damit verbundene Sensibilität können zu einer Reduzierung von Gewalt führen. Das Ziel aller auf diesem Wissen begründeten Maßnahmen ist ein frühzeitiges Gegensteuern in Risikosituationen und die Schaffung eines sozialen Milieus, welches der Entstehung von physischer und psychischer Gewalt entgegenwirkt. Diese, als *primäre Prävention* bezeichnete Summe an Maßnahmen (vgl. Rupp / Rauwald 2004a: 23) umfasst zum einen erlernte kommunikative Strategien auf Seiten des Personals und zum anderen organisatorische und strukturelle Vorkehrungen auf Seiten der Institution.

6.1. Prävention durch Beziehungsarbeit

Zu den wirksamsten Schutzfaktoren gegen eine Eskalation von Gewalt zählt der Aufbau einer Vertrauensbeziehung. Mit Empathie und Interesse behandelte Patienten entwickeln nicht nur ein Vertrauen zur Pflegekraft, sondern auch zu sich selbst (vgl. Hartdegen 1996: 192, 212). Eine wertschätzende, partnerzentrierte Kommunikation im Rahmen von Pflegehandlungen und das Eingehen auf die Bedürfnisse der Patienten erhöhen somit die Wahrscheinlichkeit einer erfolgreichen Zusammenarbeit. Besonders bei Risikogruppen sind daher zusätzliche Gesprächsangebote und eine erhöhte Zuwendung sinnvoll, sofern erwünscht.

Bei Bedarf lassen sich auch individuell angepasste Formen der Kommunikation einsetzen, etwa mit Hilfe nonverbaler Hilfsmittel (Malblöcke, Kärtchen, usw.). Im Kontakt mit älteren Menschen ist es außerdem wichtig, nicht in der Sprache von Kleinkindern zu sprechen, auch nicht im Falle einer kognitiven Beeinträchtigung. Erstens wird der Patient dadurch (noch mehr) in eine regressive Rolle gedrängt und zweitens kann ein solches Verhalten von der betroffenen Person durchaus als demütigend erlebt werden (vgl. Hartdegen 1996: 199).

Im Rahmen des täglichen Kontaktes sind noch einige weitere relevante Prinzipien zu nennen, die dazu beitragen können, Konflikte oder Missverständnisse bereits im

Vorfeld zu vermeiden, wie z. B. die Einhaltung getroffener Vereinbarungen, das Weiterleiten von Absprachen mit dem Patienten an alle Mitarbeiter, die Beachtung des Schamgefühls und der Privatsphäre von Patienten, Maßnahmen zur Kompensation von Wahrnehmungsstörungen (Brille, Hörgerät), Orientierungshilfen, das Vermeiden von Überforderung, die Beibehaltung individueller Rituale beim Wecken oder Zubettgehen und Angebote zur Verarbeitung von Aggression, Angst und Verzweiflung.

6.2. Wege zur gewaltfreien Lösung von Konflikten

Die wichtigste Maxime für den Umgang mit Konflikten im Rahmen der Pflege besteht in dem Versuch, die Situation nach dem *Win-win*-Prinzip zu lösen, so dass am Ende alle Parteien etwas für sich erreicht haben und niemand gezwungen war, die eigene Position völlig aufzugeben. Ist dies nicht möglich, so ist zumindest darauf zu achten, dass die persönliche Würde und der Selbstwert des Konfliktpartners von der Niederlage möglichst unberührt bleiben, denn die Art und Weise, wie der Konflikt ausgetragen wurde, hat für die unterlegene Person eine mindestens gleich große Bedeutung wie der eigentliche, sachliche Ausgang (vgl. Wesuls et al. 2005: 29). Wenn im Zuge der Durchsetzung der eigenen Standpunkte also auch die Wünsche und Bedürfnisse des anderen angesprochen werden, dann sinkt die Gefahr, dass dieser sich ignoriert und übergangen fühlt. Alleine dadurch lassen sich Entbehrungen und Frustrationen im Pflegealltag um einiges erträglicher gestalten. Umgekehrt wirken Kränkungen und Verletzungen auf der Beziehungsebene häufig nachhaltiger als eine Niederlage auf der Sachebene. Aus dem Grund empfiehlt sich im Pflegebereich generell ein selbstbewusster, aber zugleich auch empathischer und wertschätzender Gesprächsstil, der nach Möglichkeit folgende Elemente enthält:

- Dem Patienten wird Zeit gegeben, sich auszusprechen.
- Die eigene Körpersprache ist nicht autoritär, sondern offen.
- Es wird Selbstsicherheit und eine ruhige Bestimmtheit signalisiert, indem Erwartungen klar formuliert und bei Bedarf Grenzen gesetzt werden.
- Kritik und eventuelle Sanktionen richten sich nicht gegen die Person, sondern gegen das jeweilige Verhalten. Statt zu tadeln, kann man alternativ auch das gewünschte Idealverhalten beschreiben.

15

- Während Du-Botschaften verletzend und provozierend wirken können, vermitteln Ich-Botschaften das eigene Erleben der Situation („Ich fühle mich jetzt unfair behandelt..."/„Ich möchte verstehen, warum Sie so reagiert haben...").
- Wenn der Konflikt bei einer Pflegehandlung zu persönlich wird, besteht auch die Möglichkeit, die aufgeladene Interaktion zu unterbrechen und die Pflegehandlung bzw. das Gespräch von einer anderen Pflegeperson übernehmen zu lassen.

In Situationen, wo mit einer veränderten Kognition gerechnet werden muss, gewinnt der empathische, akzeptierende Umgang an besonderer Bedeutung. Vor allem bei der Arbeit mit älteren, desorientierten Patienten hat sich gezeigt, dass eine positive, durch Verständnis und Akzeptanz geprägte menschliche Begegnung einen verwirrten Menschen in die Lage versetzen kann, sich im Hier und Jetzt besser zurecht zu finden und verstärkt der „Normalität" entsprechend zu reagieren (vgl. Ruthemann 1993: 120). Diese, als *Validation* bekannte Methode ist zwar primär für die Arbeit mit demenzkranken Menschen entwickelt worden, doch das Grundprinzip, im Rahmen der Kommunikation die innere, subjektive Realität des Gegenübers anzuerkennen, kann letztendlich in jeder Situation als ein allgemein anwendbares Instrument der deeskalierenden Gesprächsführung eingesetzt werden, vor allem auch im Umgang mit psychisch kranken Menschen (vgl. Anke et al. 2003: 42).

Auch die Kenntnis der Biographie und eine ganzheitliche Sicht des Patienten können in diesem Zusammenhang zu einer gezielteren Intervention beitragen. Ein Fallbeispiel aus einer psychiatrischen Klinik in Deutschland:

Patient X ist schon seit Monaten auf der Station. Er hat sich nie gewaschen. Man konnte ihn schon fast nicht mehr riechen, und er hatte dadurch natürlich ein sehr ungepflegtes äußeres Erscheinungsbild. Nachdem mehrere Aufforderungen und Zusprüche nicht dazu geführt haben, dass er sich wäscht, entschloss sich das Team, ihn mit sanfter Gewalt zu duschen. Dieser Vorgang wiederholte sich dann mehrfach bei erheblicher Gegenwehr des Patienten. Schließlich machte ein Mitarbeiter sich die Mühe, sich intensiv mit dem Patienten zu beschäftigen. Er sammelte Informationen über ihn, stellte eine Pflegeanamnese auf und begann, die Beziehung zum Patienten zu gestalten. Der Patient öffnete sich dem Mitarbeiter, und es stellte sich heraus, dass für ihn das „Nichtwaschen" einen Schutzmechanismus darstellte: Das ungepflegte Äußere war ein Schutz vor Missbrauch durch Mitpatienten. Solange er stank und ungepflegt aussah, ließen die anderen ihn in Ruhe. Erst nach diesen Informationen war es uns möglich, wirklich zielgerichtet mit dem Patienten zu arbeiten. Wir waren nun in der Lage, die richtigen Pflegemaßnahmen zu ergreifen (Ringbeck 1998: 37).

6.3. Akzeptanz der eigenen Aggressionsanteile

Nicht die aggressiven Gefühle sind das Problem, sondern lediglich deren destruktives Ausleben. Ärger, Zorn, Aggressivität und Wut sind spontane menschliche Emotionen, ebenso wie Betroffenheit, Hilflosigkeit und Verzweiflung. Es handelt sich um Bestandteile des eigenen Gefühlslebens und deren Unterdrückung, Verleugnung oder Verdrängung aus Rücksicht auf andere Personen oder aus Furcht vor Ablehnung führen nicht zu konstruktiven Lösungen. Vielmehr verhindern diese Bemühungen eine authentische Beziehung, auch in der Pflege (vgl. Hartdegen 1996: 231; Ruthemann 1993: 102 f). Emotionen jeder Art können durchaus zugelassen und mitgeteilt werden, ohne dass der Gesprächspartner angegriffen oder beschuldigt wird, z. B. mit dem Satz: „Es ärgert mich, dass...". Wenn ein sachliches Gespräch zum gegebenen Zeitpunkt aber nicht möglich ist, sollte zunächst eine Auszeit eingelegt werden.

6.4. Strukturelle Bedingungen

Anstalts- und stationsspezifische Gegebeneheiten, Regeln, Normen, Pflegekonzepte und Routineabläufe bilden für die Beziehung zwischen Patienten und Personal einen wichtigen Rahmen. Das Ziel auf dieser Ebene wäre ein Ausgleich zwischen Behandlungs- und Pflegezielen, wirtschaftlichen Anliegen und den persönlichen Bedürfnissen von Mitarbeitern und Patienten, unter anderem durch:

- einen adäquaten Personalschlüssel;
- einen partizipativen Führungsstil und reziproken Kommunikationsfluss;
- patientenzentrierte Pflegekonzepte;
- die Einigung im Team auf besonders wichtigen Werten im beruflichen Alltag, die in Form eines Leitbildes festgehalten werden (z. B. in Bezug auf die Wahrung der Individualität, Würde und Intimsphäre von Patienten);
- eine transparente und verständliche Informationsweitergabe an Patienten durch mündliche Information sowie Aushänge am Gang und in den Zimmern (z. B.

darüber, welche Pflegepersonen für welche Patienten zuständig sind sowie über Stationsregeln, Termine und Programmangebote);

- die Einrichtung eines Vorschlagswesens für das Personal;
- das Angebot an Supervisionen;
- die Evaluierung von Stationsabläufen bei regelmäßigen Teambesprechungen und im Rahmen von Qualitätszirkeln.

Abgesehen von diesen allgemeinen Punkten lassen sich spezifische Vorkehrungen treffen, die direkt zur Prävention gewaltsamer Übergriffe beitragen. Die Basis dafür wäre eine klare soziale Norm gegen Gewalt, die sich sowohl im Leitbild als auch im persönlichen Verhalten der Mitarbeiter niederschlägt und auch den Patienten deutlich vermittelt wird. In diesem Sinne muss jede Art von verbaler oder tätlicher Gewalt eine Reaktion nach sich ziehen, denn ein stillschweigendes Ignorieren vermittelt den Eindruck, dass ein solches Verhalten gebilligt wird. Voraussetzung hierfür sind detaillierte Richtlinien, die genau definieren, welches Verhalten toleriert wird und welches nicht, sonst handelt das Personal untereinander nicht kohärent und kann gegeneinander ausgespielt werden.

Im Gegenzug sollte das Team bestrebt sein, möglichst viele potentielle Quellen von Überforderung, Frustration, Stress und subjektiv empfundener Gewalt zu identifizieren und umzugestalten. Im ersten Schritt geht es dabei um die Frage, welche Regeln und Abläufe von Patienten als Einschränkung oder Zwang wahrgenommen werden könnten, seien es lange Wartezeiten, restriktive Besuchszeiten, die Organisation der Körperpflege oder die Regelung der Ausgänge und sonstiger Kontakte nach außen. Im zweiten Schritt steht das Team dann vor der Herausforderung, die bisherigen Stationsabläufe und die eigenen Gewohnheiten im Umgang mit den Patienten zu reflektieren, neue Wege zu diskutieren und möglichst viele Formen von Überforderung, Begrenzung und Zwang durch kreative und patientenorientierte Vorgehensweisen zu ersetzen. Dabei kann es z. B. um folgende Themen gehen:

- Mitspracherecht der Patienten bezüglich der für die Körperpflege zuständigen Pflegeperson oder die Organisation der Körperpflege nach geschlechts- spezifischen Aspekten zur Wahrung der Intimsphäre bzw. umgekehrt zum Schutz weiblicher Pflegekräfte vor sexuellen Übergriffen;
- Mitbestimmung über den Zeitpunkt von medizinischen und pflegerischen Maßnahmen;

- das Eingehen auf individuelle Gewohnheiten bei der Pflege;
- Reduktion von Wartezeiten;
- flexible Besuchszeiten;
- Freizeitangebote und Möglichkeiten zur Ausübung von Hobbys;
- kreative Mitgestaltung der öffentlich zugänglichen Stationsräumlichkeiten;
- die Einrichtung eines „Meckerkastens".

Auf diese Weise können den Patienten mehr Handlungsspielraum, Mitbestimmung und Kontrolle gewährt werden, wodurch sowohl das Selbstwertgefühl als auch die Bereitschaft zur Zusammenarbeit gestärkt werden.

Auch die Architektur und die Gestaltung der räumlichen Umgebung haben einen Einfluss auf das Gewalt- und Verletzungsrisiko. Ruhige und geräumige Empfangs- und Aufenthaltsräume, eine ausreichende Ausstattung mit Fluchtwegen, die Vermeidung von Sackgassen, überschaubare Gänge und Räume und das Vorhandensein von Rückzugsräumlichkeiten für eine Auszeit oder den ungestörten Kontakt mit Angehörigen begünstigen einen konfliktarmen Stationsablauf bzw. einen gewaltfreien Ausgang spannungsgeladener Situationen (vgl. Francis 2001: 94 ff). Gepflegte Räumlichkeiten, ausreichende Beleuchtung, Fenster mit Aussicht ins Freie und eine warme, beruhigende Dekoration wirken außerdem dem Gefühl des Eingesperrtseins und Abgeschobenseins entgegen.

Für jene Situationen, in denen sich trotz dieser Maßnahmen ein aggressives Potential aufbaut, sollten Mitarbeiter ebenfalls über entsprechende organisatorische und pflegerische Werkzeuge verfügen. Jede Station sollte bereits im Vorfeld Optionen bereithalten, um auf Ärger und erste Anzeichen von Aggression reagieren zu können: ein Entlastungsgespräch, ein Bad, Entspannungsübungen, Time-Out und Ähnliches. Patienten mit wiederholten Vorfällen von Aggression in der Anamnese sollten außerdem dazu animiert werden, sich über den Umgang mit den eigenen Emotionen auch selbst Gedanken zu machen und entsprechende Alternativen auszuprobieren, denn aktiv erarbeitete Strategien haben die höchste Chance auf Erfolg (vgl. Wesuls et al. 2005: 28). Ergänzend hierzu können Mitarbeiter durch geeignete Fortbildungsprogramme in gewaltfreier Kommunikation, Verhandlungstaktik, Risikoeinschätzung und Deeskalation geschult werden.
Für den Fall einer Eskalation sollten weitere Richtlinien und Standards existieren, zumindest auf jenen Stationen, wo Patienten mit einem höheren Risiko aufgenommen

werden. Darin sollte festgehalten sein, wie sich das Personal in spannungsgeladenen Situationen verhalten soll und welche Formen von Zwang in welchen Fällen anzuwenden sind (vgl. Breakwell 1998: 107 f).

Neben dem standardisierten Set an Maßnahmen können im Vorfeld auch individuelle Verträge und Vereinbarungen mit jenen Patienten getroffen werden, bei denen anhand der Anamnese von einem erhöhten Risiko ausgegangen werden kann. Die für beide Seiten zu befolgenden Vereinbarungen können erstens eine Liste von Verhaltensweisen enthalten, die nicht toleriert werden, zweitens individuelle Strategien zum Spannungsabbau (Gespräche, Entspannungsübungen, Spaziergänge, Time-Out, usw.) und schließlich die vereinbarten Konsequenzen, falls es zu einer Übertretung kommen sollte.

Ein spezielles Vorgehen des Teams erfordern in diesem Zusammenhang jene Patienten, die durch aggressives Handeln vor allem die Aufmerksamkeit der Mitarbeiter auf sich richten wollen, denn falls eine solche Strategie regelmäßig zum gewünschten „Erfolg" führt, besteht die Gefahr einer Verfestigung dieses Verhaltens.

All die genannten strukturellen Aspekte einer Anstalt bzw. Station fallen zumindest teilweise in den Aufgabenbereich von Personen in leitenden oder beratenden Positionen. Falls dieser Themenbereich vom Management vernachlässigt werden sollte, ist auch eine „von unten" ausgehende Initiative denkbar, bei der die Mitarbeiter ein eigenes System von Maßnahmen erarbeiten und der Leitung zu verstehen geben, dass sie sich über diese Themen ernste Gedanken machen. Diese kann den Impuls dann aufgreifen und unterstützend reagieren. Letztendlich sind Vorkehrungen für einen sicheren Arbeitsplatz aber keine freiwillige Sonderleistung des Arbeitgebers und auch nicht nur ein Frage von Kosten und Nutzen. Das Management ist vor allem auch rechtlich verpflichtet, für den Schutz aller Mitarbeiter zu sorgen.

6.5. Prädiktoren von Aggression

Obwohl das Aggressionsverhalten bei jedem Menschen individuelle Züge hat und jede konkrete Situation aufgrund der jeweiligen Einflussfaktoren einzigartig ist, wird die Mehrheit der Zwischenfälle durch bestimmte, häufig vorkommende Zeichen und Umstände begleitet.

Zur mittelfristigen Risikoeinschätzung (über Tage bzw. Wochen) listet Tilman Steinert sieben Risikofaktoren auf, die jeweils im Detail zu erheben sind. Es folgt eine vereinfachte Darstellung (vgl. Steinert 1995: 92 ff):

1) Aggressive Handlungen in der Vorgeschichte: Einmalig oder wiederholt? Unter welchen Bedingungen? Gegen wen?
2) Suchtmittelgebrauch in der Vorgeschichte: Frühere Gewalttätigkeiten in berauschtem Zustand? Entzugssituation zu erwarten?
3) Hirnorganische und neurologische Symptome: Hinweise auf verminderte emotionale Steuerungsfähigkeit?
4) Gewalttätige Phantasien: Hassgefühle gegen konkrete Personen oder Gruppen?
5) Psychopathologie und Psychodynamik: Ein Wahnsystem mit bedrohenden Mächten oder Personen? Akustische Halluzinationen mit imperativen Stimmen, die zur Gewalt auffordern? Ein unspezifisches Gefühl des Bedrohtseins?
6) Compliance: Wird die Therapie als hilfreich akzeptiert? Welche Qualität hat die therapeutische Beziehung?
7) Private Beziehungen: Sind diese stützend oder konfliktbelastet?

In der aktuellen Situation bzw. im unmittelbaren Vorfeld des Zwischenfalls kommen ebenfalls bestimmte Anzeichen gehäuft vor (vgl. Anke et al. 2003: 10, 24; Steinert 1995: 95):

- körperliche Anzeichen einer hohen Erregung bzw. Anspannung (beschleunigte Atmung, Schnaufen, tiefe Atemzüge, starrer Blick oder zusammengekniffene Augen, das Gesicht ist blass oder rot, zusammengepresste Lippen, wildes Gestikulieren, drohender Zeigefinger, geballte Fäuste und eine unruhige, angespannte oder drohende Körperhaltung);
- die Stimme ist laut und die Sprechgeschwindigkeit erhöht;
- die Person wird verbal ausfallend, schimpft oder droht mit Gewalt;
- schwindende Zugänglichkeit für Argumente oder gar keine Erreichbarkeit auf der verbalen Ebene;
- geringe Körperdistanz;
- fehlende Rückzugsmöglichkeit;
- die Person ist mit Gegenständen ausgestattet, die als Waffe benutzt werden können;
- Sachbeschädigungen.

Eine zurzeit international angewandte Skala zur Einschätzung des Gewaltrisikos stationär aufgenommener Patienten ist beispielsweise die *Brøset Violence Checklist*. Sie wurde für ein Risiko-Assessment während der ersten drei Tage ab der Aufnahme konzipiert. Die mittlerweile modifizierte Variante dieser Checkliste kombiniert zwei Systeme der Risikoeinschätzung: erstens eine kurze Auflistung von Merkmalen, die auf die Gewaltbereitschaft einer Person hinweisen, und zweitens die subjektive Einschätzung des Gewaltrisikos mit Hilfe eines manuellen Schiebers. Die Auswertung beider Komponenten mittels Punktevergabe ergibt schließlich den Risikograd. Die Checkliste enthält gleichzeitig auch Richtlinien und Vorschläge hinsichtlich präventiver Maßnahmen.

6.6. Eskalation

Der Begriff *Eskalation* bezeichnet einen Prozess der zunehmenden, aggressiven Spannung zwischen zwei oder mehreren Personen, die am Ende zur physischen Gewalt führt. Dem Grad der persönlichen Erregung bzw. Enthemmung entsprechend kann die Aggression verschiedene Stufen erreichen (vgl. Rupp / Rauwald 2004a: 16, abgeänderte Darstellung):

1) lautes Reden, imperative Ausdrucksweise, Meinungskampf, Bruch von Vereinbarungen und Abmachungen, Druck ausüben, Ultimaten, passiver Widerstand, Verweigerung, Hinten-herum-Reden;
2) Bruch von Kommunikationsregeln wie Nicht-ausreden-Lassen, Nicht-Zuhören, Abwertung, Beschimpfungen;
3) verbale Einschüchterung, drohende Körperhaltung und Gestik, geringe Körperdistanz, Sachbeschädigung;
4) Tätlichkeit: Ranglerei, Schubsen, Kratzen, Ohrfeigen;
5) Körperverletzung: Schlagen mit Fäusten, Fußtritte, eine Person umwerfen;
6) lebensgefährliche Gewalt, gegebenenfalls unter Verwendung von Gegenständen als Waffe.

Wie bereits erläutert, haben aggressive Verhaltensweisen eines Menschen immer Ursachen und Beweggründe. Und in vielen Fällen handelt es sich dabei um die Reaktion auf einen frustrierenden Zustand oder ein Ereignis, welches als Gewalt empfunden wird. Ein häufiger Denkvorgang ist in diesem Zusammenhang die Suche nach Schuldigen, die für die eigene Situation persönlich verantwortlich sind. Dabei wird anderen nur allzu schnell eine böswillige Absicht unterstellt. Vor allem dort, wo es an Kommunikation fehlt („Mit dem kann man ja nicht reden..."), schleichen sich zunehmend Missverständnisse ein und zum Füllen von Informationslücken werden Phantasien, Vermutungen, Vorurteile und Ängste herangezogen (vgl. Ruthemann 1993: 17, 68). Die eigene Wut kann sich außerdem auch an Menschen entladen, die mit der Ursache der eigenen Frustration überhaupt nichts zu tun haben können.

Im Verlauf der Eskalation erleben sich dann beide Seiten meist als Opfer des jeweils anderen. Eine böswillige Absicht ist hierfür keineswegs erforderlich - das Zusammenspiel von Frustrationen, Kränkungen, Ängsten, Informationslücken, Missverständnissen, Vermutungen und Unterstellungen reicht bereits aus, um eine Spirale der gegenseitigen Aggression in Gang zu setzen, in der in Wirklichkeit beide als Täter und Opfer zugleich auftreten. Wenn z. B. die Aggression eines Patienten von einer Pflegeperson so erlebt wird, als wäre sie gegen die eigene Person, Kompetenz und den eigenen Selbstwert gerichtet, dann folgt eine durch persönliche Gefühle geprägte Reaktion und unter Umständen auch Gegenaggression. Die eigene Mitwirkung an der Situation wird dabei oft ausgeblendet und die Verantwortung für das eigene Handeln dem anderen zugeschrieben („Sie zwingen mich dazu, dass ich mit Ihnen so umgehen muss...!") (vgl. Ruthemann 1993: 21). Im nachfolgenden Machtkampf wird dann mit verbalen oder physischen Mitteln ausgefochten, wer der Stärkere ist. Ein Ausstieg aus diesem Teufelskreis von Gewalt und Gegengewalt fällt schwer, da dieser Schritt zumeist als ein Zeichen von Schwäche oder Unterlegenheit bewertet wird (vgl. Wesuls et al. 2005: 29).

Die Fähigkeit, eine Konfliktsituation und die eigene Rolle darin auch von „außen" betrachten zu können, kann umgekehrt erheblich zu einer konstruktiven Lösung der Situation beitragen. Wenn es die Natur und die Umstände des Konflikts erlauben, kann das Hinzuziehen einer dritten Person in dieser Hinsicht ebenfalls hilfreich sein.

6.7. Deeskalation

Deeskalation ist eine Maßnahme, welche die Entstehung oder die Steigerung von Gewalt und Aggression erfolgreich verhindern kann. Das Ziel jeder Deeskalationsmaßnahme ist es, aggressions- oder gewaltbedingte psychische oder physische Beeinträchtigungen oder Verletzungen eines Menschen zu vermeiden, wann und wo immer das möglich ist. Die Deeskalation stellt somit auch eine dauerhafte Arbeitsgrundhaltung dar, das tief verwurzele Bedürfnis, das eigene Arbeitssystem möglichst frei von

Gewalt und aggressiven Verhaltensweisen zu halten und zu gestalten (Wesuls et al. 2005: 19).

Eine deeskalierende Grundhaltung ist dadurch gekennzeichnet, dass das äußerliche Verhalten des Gegenübers in erster Linie als Symptom eines dahinterliegenden Leids verstanden wird (vgl. Ruthemann 1993: 106). Hinter der Aggression wird der Mensch in einem kritischen Zustand mitsamt seiner Gefühle und Bedürfnisse wahrgenommen und angenommen, wodurch jene Art der Verständigung möglich wird, die ohne Gewaltanwendung auskommt.

Sobald sich eine Eskalation abzuzeichnen beginnt, wird der verbleibende Zeitraum systematisch dazu genutzt, Anknüpfungspunkte für ein Gespräch zu finden, Kontakt aufzubauen und die Situation mit kommunikativen Mitteln zu entschärfen. Es handelt sich dabei um eine geplante, systematische und zielorientierte Intervention, die sowohl Hintergrundwissen als auch soziale Kompetenz erfordert. Die aggressiven Potentiale werden dabei nicht notwendigerweise unterdrückt, sondern vielmehr in konstruktive Bahnen gelenkt, indem versucht wird, statt der Gewalt alternative Lösungen zu erarbeiten. In der Praxis entscheidet sich der Erfolg dieser Intervention meist innerhalb der ersten Minuten nach der Kontaktaufnahme (vgl. Anke et al. 2003: 38).

Ist die Deeskalation geglückt, kann stets von einem multiplen Effekt ausgegangen werden: Abgesehen davon, dass ein drohender Gewaltausbruch verhindert werden konnte, lässt sich das ursächliche Problem nun in einer ruhigen Atmosphäre besprechen. Unter Umständen werden auch das Bewusstsein der betreffenden Person für alternative Verhaltensmöglichkeiten und das Vertrauen in das Personal gestärkt. Deeskalation wirkt somit präventiv auch im Hinblick auf zukünftige Konflikte.

6.7.1. Kontaktaufnahme

Je früher die Anzeichen eines zunehmenden Aggressionspotentials erkannt werden und je früher deeskalierend interveniert wird, desto höher ist die Chance auf eine Lösung der Situation mit kommunikativen Mitteln. Idealerweise wird bereits bei den ersten Äußerungen von Unmut, Gereiztheit und Anspannung beruhigend reagiert. Je später hingegen die Initiative ergriffen wird, desto schwieriger wird die Deeskalation (vgl. Wesuls et al. 2005: 34).

Die Kontaktaufnahme kann durch jeden Mitarbeiter erfolgen. Entscheidend ist nicht die Zugehörigkeit zu einer Berufsgruppe, sondern der bewusste, innerlich beherrschte

Umgang mit der Situation, die individuellen kommunikativen Fähigkeiten und die relative Chance, das Vertrauen des Patienten zu gewinnen. Die Kenntnis des Patienten und eine bereits vorhandene Beziehung sind dabei von großem Vorteil. Die Chance auf Kooperation wird auch dadurch erhöht, wenn die intervenierende Person dem Patienten bereits in der Vergangenheit erfolgreich helfen konnte. Wenn das der Fall war, dann sollte der Patient an diesen gemeinsamen Erfolg erinnert werden. Nicht ohne Bedeutung ist auch der Umstand, dass die meisten tätlichen Angriffe gegen Mitarbeiter von Patienten desselben Geschlechts ausgehen. Als mögliche Ursachen hierfür kommen z. B. ein intuitives Konkurrenzverhalten oder die Abwehr von zuviel unerwünschter Nähe in Frage. Umgekehrt ist es dann häufig die andersgeschlechtliche Person, die bei Konflikten erfolgreich intervenieren kann (vgl. Steinert 1991, zit. n. Tergeist 1997: 158).

Die Kontaktaufnahme sollte mit wenigen und effektiven Mitteln geschehen. Wenn sich der Patient in seinem Zimmer aufhält, so ist es sehr wichtig, seine Intimsphäre und sein aktuelles Distanzbedürfnis zu respektieren, indem man laut anklopft und um Erlaubnis zum Eintreten ersucht. Die Kontaktaufnahme sollte so wenig aufdringlich wie möglich sein, denn das Gefühl, bedrängt zu werden, verstärkt die Aggressivität zusätzlich. Aus diesem Grund sollte dem Patienten - sofern keine akute Gefahr gegeben ist - möglichst nur eine Person gegenübertreten, damit dieser sich nicht umzingelt fühlt (vgl. Wesuls et al. 2005: 35). Unbeteiligt wirkende Kollegen können sich jedoch im Hintergrund aufhalten.

Der erste Schritt besteht darin, die Aufmerksamkeit der Person auf sich zu lenken, am besten per Anrede mit Namen. Falls es sich als notwendig erweist, die Person lauter anzusprechen, sollte die Lautstärke wieder gesenkt werden, sobald Augenkontakt hergestellt wurde. Es ist ebenfalls günstig, sich selbst noch einmal mit Namen und Rollenfunktion vorzustellen. Dadurch wird der Intervenierende eher als Person wahrgenommen und weniger als Handlanger des „Systems".

Wenn sich die Situation bereits auf einer höheren Stufe der Eskalation befindet, dann sollte man versuchen, den Patienten mit Ich-Botschaften oder Stopp-Sätzen zu erreichen (siehe Kapitel 6.7.3.). In einem frühen Stadium, welches über die verbale Aggression noch nicht hinausgegangen ist, gibt es hingegen mehr Möglichkeiten. Hier kann ein Anknüpfen darin bestehen, die wahrgenommene Spannung wertfrei anzusprechen („Frau X, Sie wirken sehr wütend, kann ich irgendetwas für Sie tun?"). Wenn sich der Patient offensichtlich über einen Missstand ärgert, dann lässt sich die Anspannung häufig dadurch lockern, indem die Äußerung und das Ansprechen des Problems lobend anerkannt werden („Gut, dass Sie uns darauf aufmerksam machen...!"). Es geht nicht darum, dem Patienten notwendigerweise inhaltlich Recht zu geben, sondern um die Würdigung seiner Äußerung (vgl. Anke et al. 2003: 39), auf die gleich eine Gesprächseinladung folgen kann.

Zur Unterbrechung der aggressiven Gedankenkette lässt sich auch eine Komponente der Ablenkung einbauen: ein Getränk, eine Zigarette, ein Spaziergang, usw. Dabei ist daran zu denken, dass eine angespannte Person wesentlich mehr Zeit braucht, um über Fragen oder Angebote nachzudenken und zu reagieren. Ein Überhäufen mit Inhalten und Angeboten ist also zu vermeiden. Besteht keine akute Bedrohung oder Selbstverletzungsgefahr, kann dem Patienten unter bestimmten Voraussetzungen auch das Angebot gemacht werden, sich im eigenen Zimmer oder in einem separaten Raum selbst zu beruhigen. Sobald es gelingt, dem Patienten ein erstes, kleines Zugeständnis abzugewinnen, erhöht sich jedenfalls die Wahrscheinlichkeit, dass nachher auch eine größere Bitte erfüllt wird. Dieses Phänomen kann man sich auch bewusst zu Nutze machen, indem man gleich zu Beginn eine kleine, „unbedeutende" Bitte an den Patienten richtet, egal welcher Art (vgl. Breakwell 1998: 90).

Wenn der Patient einem Gespräch zustimmt, wird meistens ein Ortswechsel von Vorteil sein, damit das Gespräch in einem geeigneten Raum ungestört fortgesetzt werden kann. Bei Bedarf können Kollegen inzwischen ein Getränk holen, während man selbst beim Patienten bleibt. Der Ort der Intervention sollte nach Möglichkeit eine ruhige Atmosphäre, ausreichend Platz sowie Flucht- und Notrufmöglichkeiten bieten. Unbeteiligte Personen sollten ferngehalten werden, da der Patient vor Zuschauern dazu geneigt sein könnte, Gefühle und Nöte zu überspielen und Stärke demonstrieren zu wollen (vgl. Wesuls et al. 2005: 34). Potentiell gefährliche Gegenstände aus Metall, Glas oder Keramik sollten im Vorfeld weggeräumt werden.

Ein Gespräch im Sitzen ist vorteilhaft, denn die sitzende Position bringt zumindest den Körper zur Ruhe. Abgesehen davon ist es für eine sitzende Person viel umständlicher, handgreiflich zu werden. Wenn der Patient aber lieber stehen oder herumgehen möchte, dann muss ihm das erlaubt werden. Wichtig ist nur, dass die Begegnung möglichst auf gleicher Höhe stattfindet, ob nun stehend oder sitzend. Beide Gesprächsteilnehmer sollten dabei stets einen oder zwei verschiedene Ausgänge erreichen können, ohne einander gegenseitig im Weg zu sein. Ideal ist ein freier Fluchtweg in die zur anderen Person entgegengesetzte Richtung. Der Fluchtweg ist nicht nur für den Intervenierenden von Bedeutung: Ohne Ausweichmöglichkeiten könnte sich der Patient in die Enge getrieben fühlen und aus dieser Bedrängnis heraus eher mit einem Angriff reagieren.

Bei jeder Verkürzung der Körperdistanz ist auf die Reaktion zu achten, denn angespannte bzw. psychotische Patienten haben in der Regel ein größeres Distanzbedürfnis (vgl. Wesuls et al. 2005: 35). Ferner kommt es auch auf die eigene Positionierung zu der anderen Person an. Eine frontale Stellung direkt dem Patienten gegenüber kann konfrontativ und aufdringlich wirken, sowohl im Stehen als auch im Sitzen. Demgegenüber bietet eine um 45 bis 90 Grad versetzte Position mehr Spielraum für kurze Pausen im Blickkontakt und der Patient hat bei Bedarf einen freien Weg zum Ausgang. Außerdem ist es günstig, sich nach Möglichkeit näher an die nicht-dominante Seite des Patienten zu stellen (meistens also links). Ebenso ist darauf zu achten, sich möglichst nicht vor Fenster, Glasschränke, Glastüren und sonstige Einrichtungsgegenstände zu positionieren.

6.7.2. Gesprächstechniken

Empathie signalisieren und Interesse zeigen: Durch aktives, empathisches Zuhören und Nachfragen vermittelt der Intervenierende dem Gesprächspartner von Beginn an Wertschätzung, Interesse, Sorge und Hilfsbereitschaft bezüglich des aktuellen Problems. Zu Beginn des klärenden Gespräches eignen sich öffnende Fragen, denn inhaltlich geht es zunächst darum, den aktuellen Grund des aggressiven Verhaltens zu eruieren („Ich höre bei Ihnen ganz schön viel Verärgerung heraus, was hat Sie denn so aufgebracht?"/„Was genau ist jetzt wirklich passiert?"). Dabei ist es wichtig, immer nur eine Frage auf einmal zu stellen, um den Gesprächspartner nicht noch mehr zu überfordern. Zu vermeiden sind „Warum"-Formulierungen, denn diese wirken tendentiell anklagend und drängen den anderen in eine defensive Position, aus der heraus er sich wehren oder rechtfertigen muss.

Ein weiterer Aspekt ist das behutsame Ansprechen der aktuellen Gefühlslage. Formulierungen wie „jetzt" oder „im Moment" erleichtern dem Patienten hierbei das Erkennen und Benennen der im Augenblick markantesten Gefühle (vgl. ebd. 41). Es spricht sogar nichts dagegen, eine potentiell gewalttätige Person direkt nach aggressiven Gefühlen zu fragen (vgl. Rupp / Rauwald 2004b: 29).

Je mehr Informationen über den Patienten die gesprächsführende Person mitbringt bzw. während des Gesprächs sammeln kann (Vorgeschichte, Grunderkrankung, Gewohnheiten, Vorlieben, Lebenseinstellung, aktuelle Befindlichkeit), desto höher ist die Chance auf eine adäquate Einschätzung der Situation und der momentanen Bedürfnisse des Gegenübers.

Wenn eine Frage oder Formulierung offensichtlich negativ ankommt, ist es wichtig, die Äußerung zurückzunehmen oder zu korrigieren („Ich habe jetzt wohl was Falsches gesagt, es war nicht böse gemeint, bitte verzeihen Sie mir...").

Eigene Gefühle einbringen und Mängel zugeben: Ich-Botschaften sprechen die eigenen Emotionen, Empfindungen und Bedürfnisse in einer Situation an und lassen den Mitarbeiter als Person sichtbar werden, die ebenfalls Gefühle hat und gleichermaßen verletzbar ist. Diese Botschaften stellen für den anderen Gesprächspartner eine wichtige Form von Feedback dar, denn sie vermitteln ihm, welche Wirkung er auf sein Gegenüber hat und helfen ihm dabei, auch seine eigenen Gefühle wahrzunehmen, zu benennen und das eigene Verhalten zu steuern (vgl. Anke et al. 2003: 40). Zu den möglichen Ich-Botschaften zählt auch das Verbalisieren der eigenen momentanen Angst, Betroffenheit oder Ratlosigkeit („Ich möchte Ihnen helfen, aber im Moment weiß ich nicht, wie. Fällt Ihnen etwas ein, was Ihnen helfen würde?"). Auch eine verbindende Solidarisierung ist möglich, sofern diese authentisch ist („Das würde mich auch wütend machen, ich würde auch ausrasten...") (vgl. Wesuls et al. 2005: 43).

Ein offenes Zugeständnis von Mängeln kann dem Gespräch ebenfalls viel an Schärfe nehmen („Sie haben da einen wichtigen Punkt angesprochen, hier kann wirklich einiges verbessert werden!"). Die Beruhigung der Lage hat in diesem Moment Priorität vor der Frage, wer tatsächlich Recht hat. Dabei sollten allerdings keine unhaltbaren Versprechen gemacht werden, denn falls später deren Einhaltung eingefordert wird, bricht der Konflikt mit hoher Wahrscheinlichkeit erneut aus.

Unterstützung und Optionen anbieten: Anstatt dem aufgebrachten Gesprächspartner eine festgelegte Lösung zu präsentieren, kann ihm ein Spielraum eröffnet werden, seine eigenen Vorstellungen einzubringen und an der Lösung mitzuwirken. Durch das Eröffnen von Wahlmöglichkeiten oder alternativen Optionen wird das Gefühl vermittelt, ernst genommen zu werden und die Situation mit kontrollieren zu können. An dieser Stelle sind offene Fragen gut geeignet („Wie können wir die Situation gemeinsam lösen?"/„Was würden Ihnen jetzt helfen?"/„Mit wem würden Sie jetzt am liebsten sprechen?"). Dadurch kann die destruktive Gedankenkette unter Umständen durchbrochen werden. Diese Art von Fragen birgt allerdings auch die Gefahr einer kognitiven Überforderung, etwa bei sehr starker Erregung oder einer anderweitigen Einengung des Bewusstseins. Ergänzend oder alternativ dazu lassen sich daher auch konkrete Angebote und Vorschläge machen, wie sich die Situation weiter gestalten lässt: sich ins Zimmer zurückziehen, sich über das Problem aussprechen, Medikation zur Beruhigung, usw.

Nicht beherrschender Interaktionsstil: Die Autorität des Intervenierenden sollte nicht so wirken, als wäre sie gegen den Betroffenen gerichtet. Vielmehr bezieht sie sich auf die Gesamtsituation, die nicht außer Kontrolle geraten soll. Deshalb ist es wichtig, sowohl sicher und selbstbewusst als auch beruhigend und einladend aufzutreten. Mindestens ebenso wichtig wie der Inhalt des Gesprochenen ist also auch die Stimme, Mimik und Gestik. Zu achten ist auf einen tiefen, ruhigen, melodischen Ton, klare und einfache Sätze, einen unaufdringlichen, dosierten Augenkontakt und auf die Vermeidung von provozierender bzw. drohender Körpersprache, die im Alltag zum Teil unbewusst eingesetzt wird: erhobener Finger, verschränkte Arme, in der Hüfte abgestützte Hände. Wenn ein Patient motorisch sehr unruhig ist, hat es sich bewährt, sich ebenfalls leicht zu bewegen (vgl. Wesuls et al. 2005: 35, 39).

Wenn eine Forderung gestellt wird, dann ist es günstig, die Worte „wir" oder „unser" in den Appell mit einzubauen. Dies stellt alle Parteien auf eine Stufe bzw. hebt das Gemeinsame hervor („Wir haben hier eine Nichtraucherzone!"/„Auf unserer Station unterhalten wir uns höflich und ohne Beleidigungen!").

Nicht empfehlenswert hingegen sind folgende Arten der Gesprächsführung (vgl. Hartdegen 1996: 204 ff):

- aggressive Formulierungen („Verstehen Sie nicht, dass...");
- wertende, anklagende Formulierungen und Fragen („Warum haben Sie...");
- Belehrungen und Ratschläge („Sie sollten...");
- bagatellisierende Äußerungen („Das ist ja nichts...");
- generalisierende Formulierungen wie „immer", „man" und „alle" (der andere fühlt sich in seiner momentanen Lage und Individualität nicht wahrgenommen);
- verfrühtes Interpretieren (erweckt das Gefühl, nicht verstanden worden zu sein);
- kühles, logisches Rationalisieren (missachtet die Emotionen des anderen);
- Suggestivfragen, die den Gesprächspartner in eine bestimmte Richtung drängen („Wollen Sie nicht bald wieder zu Hause bei Ihren Enkelkindern sein?").

6.7.3. Phase der akuten Bedrohung

Je mehr die Erregung des Gesprächspartners ansteigt und sein Verhalten bedrohlicher wird, desto schwieriger wird es, die noch vorhandene innere Steuerungsfähigkeit der

Person zu aktivieren und alternative Angebote zu vermitteln. Unter Umständen werden nun auch die Interventionsversuche als provozierend oder bedrohlich fehlinterpretiert. In diesem Stadium kann die betroffene Person meistens nur noch kurze, einfache und klare Botschaften aufnehmen und verarbeiten.

Trotzdem gilt es weiterhin, den Kontakt möglichst aufrechtzuerhalten und den Patienten von seinem Gewaltimpuls abzulenken: ein Getränk oder Zigarette anbieten, die Aufmerksamkeit der Person auf ein ganz anderes Thema richten, usw. (vgl. Breakwell 1998: 88).

Von der Annahme ausgehend, dass zumindest ein Teil der betreffenden Person noch in der Lage ist, das eigene Verhalten zu erkennen (vgl. Schulz / Zechert 2004: 56), wird es ab einem bestimmten Zeitpunkt sinnvoll sein, die Nicht-Akzeptanz von Gewalt anzusprechen und auf die Konsequenzen hinzuweisen. Die empathische Grundhaltung kann dabei durchaus beibehalten werden. Die Grenzsetzung und der Hinweis auf mögliche Konsequenzen sind sachlich im Sinne des Selbst- und Fremdschutzes zu begründen, nicht als Drohung oder Sanktion.

Gleichzeitig wird die eigene Distanz und Positionierung zum Patienten immer wichtiger. Je erregter eine Person ist, desto mehr persönlichen Raum benötigt sie. In der Akutsituation ist daher ein Abstand von mindestens drei Armlängen einzuhalten (vgl. Rupp / Rauwald 2004b: 30) und jede Annäherung sollte grundsätzlich langsam erfolgen, außer wenn ein sofortiges Eingreifen nötig ist. Außerdem ist es günstig, die verbale Deeskalation durch langsame, beruhigende und einladende Gesten oder Handhaltungen zu unterstützen. Wenn die Distanz eher kurz ist (enger Raum, Gespräch im Sitzen, usw.), können die eigenen Arme dadurch im Falle eines Angriffs auch rasch zum Selbstschutz eingesetzt werden.

Kollegen sollten inzwischen eventuell bedrohte Mitpatienten außer Reichweite bringen, diese beruhigen und sich für den Bedarfsfall im Hintergrund bereithalten.

In einer bereits stark angespannten Situation kann die erregte Person häufig noch auf der emotionalen Ebene mittels Ich-Botschaften erreicht werden („Herr X, Sie machen mir Angst!"/„Ich habe Angst, dass jemand verletzt wird, wenn Sie nicht sofort aufhören!") (vgl. Anke et al. 2003: 40 f).

Ist eine Krisensituation so weit eskaliert, dass es nur noch eine Frage von Sekunden ist, bis es zur Brachialgewalt kommt, bleiben nur noch sogenannte Stopp-Sätze als letzte Möglichkeit einer unterbrechenden verbalen Intervention. Lange und komplizierte Sätze kann der Patient nicht mehr aufnehmen, geschweige denn danach handeln, deshalb muss der Satz laut, kurz und prägnant sein („Frau X,

Stopp!"/„Schluss jetzt!"/„Hören Sie auf!"). Gleich anschließend wird wie bisher beschrieben vorgegangen (vgl. Anke et al. 2003: 41; Wesuls et al. 2005: 39).

Gleichgültig in welcher Phase der Deeskalation man sich befindet, die eigene persönliche Sicherheit steht immer an erster Stelle und es ist zu jedem Zeitpunkt legitim, die Interaktion zum Zwecke des Selbstschutzes zu unterbrechen. Bei zunehmender Gefahr sollte man die Distanz daher langsam erhöhen und sich allmählich in Richtung Fluchtweg bewegen. Spätestens dann, wenn die erregte Person verbal nicht mehr zu erreichen ist, wenn sie ihrerseits die Körperdistanz verringert oder einen als Waffe tauglichen Gegenstand in die Hand nimmt, muss mit unmittelbar bevorstehender physischer Gewalt gerechnet werden.

Wenn zwei oder mehrere geschulte Mitarbeiter vor Ort sind, dann lassen sich schon während der Phase der steigenden Erregung bereits körperliche Kontrolltechniken anwenden. Es handelt sich hierbei um ein abgestuftes Set an Festhaltegriffen und sonstigen Teamtechniken, die den Patienten verletzungsfrei in eine stehende, sitzende oder liegende Position bringen, aus der heraus keine gefährlichen Angriffe möglich sind. Sie bewirken einerseits verschiedene Grade der Immobilisierung, gleichzeitig sind sie aber auch mit der Absicht verbunden, einen festen, positiven und beruhigenden Halt zu vermitteln. Diese Techniken können in unterschiedlichen Stadien der Eskalation eingesetzt werden. Einige davon durchaus auch präventiv, noch bevor es zu einem unkontrollierten Ausbruch von Gewalt kommt.

Indem hierdurch eine weitere Eskalation verhindert werden kann und vor allem eine Basis für weitere Kommunikation geschaffen wird, können auch diese Maßnahmen zum Teil noch zur Kategorie der primären Prävention gezählt werden.

7. Sekundäre Prävention

Trotz aller Bemühungen um einen friedlichen Stationsablauf ist körperliche Aggression nicht immer zu vermeiden. Vorangehende Deeskalationsbemühungen sind in diesen Fällen jedoch nicht als Misserfolg zu werten, denn es ist nicht abzuschätzen, welchen Verlauf die Situation ohne diese genommen hätte.

Unter dem Begriff der *sekundären Prävention* werden nun alle Maßnahmen zum Selbstschutz und zur Unterbrechung der tätlichen Aggression subsumiert (vgl. Rupp / Rauwald 2004a: 23). Obwohl in dieser Phase der Einsatz von physischer Gewalt gerechtfertigt sein kann, geht es auch in diesen Situationen vor allem um eine Vermeidung von körperlichen und seelischen Traumata für alle Beteiligten, soweit es möglich ist.

7.1. Selbst- und Fremdschutz

Im Falle von tätlicher Aggression sollte Flucht immer das Mittel der ersten Wahl sein. Ein greller, kräftiger Schrei kann in solchen Momenten äußerst hilfreich sein, denn er alarmiert nicht nur Menschen in der Nähe, sondern er hat in der Regel auch einen Schock- und Schwächungseffekt auf den Angreifer, insbesondere dann, wenn er aktiv ins Gesicht des Angreifers gerichtet ist. Daraufhin öffnet sich ein kurzes Zeitfenster für die Flucht aus der unmittelbaren Gefahrenzone. Nach der Flucht aus der Gefahrensituation ist die Gefährdung von Mitarbeitern und Patienten neu einzuschätzen und bei Bedarf entsprechende Unterstützung anzufordern, seien es Teamkollegen, Mitarbeiter weiterer Stationen oder die Polizei. Erst nach dem Hilferuf können weitere Initiativen bezüglich Fremdhilfe bzw. Deeskalation ergriffen werden.

Zum Zwecke des Selbst- und Fremdschutzes erlaubt hier das Strafgesetzbuch (StGB) auch die Anwendung eines verhältnismäßigen Maßes an Gewalt (Erster Abschnitt des Allgemeinen Teils, § 3 Notwehr und § 10 Entschuldigender Notstand), und in Gesundheitsbereichen mit einem höheren Risiko sollten alle Mitarbeiter in den entsprechenden Techniken der Abwehr und Befreiung geschult sein. Allein die mentale Auseinandersetzung mit den möglichen Szenarien erhöht die Wahrscheinlichkeit, in einer Gewaltsituation geistesgegenwärtig zu handeln und die Gefahr, durch falsches Reagieren verletzt zu werden bzw. eine andere Person zu verletzen, wird durch praktisches Training erheblich gesenkt.

Im Alltag besteht der positive Effekt dieser einschlägigen Kurse ferner darin, dass sie das Gefühl der Sicherheit am Arbeitsplatz verstärken und dabei helfen, im alltäglichen Kontakt mit Patienten Ängste zu überwinden.

7.2. Zwangsmaßnahmen

In Situationen, in denen die Selbstverantwortlichkeit des Patienten nicht mehr gegeben ist, können Zwangsmaßnahmen die letzte Option darstellen, um ernste Gefahren für den Patienten oder andere Personen abzuwenden. Die Anwendung von Zwang ist in Situationen legitimiert, in denen z. B. eine lebensbedrohlich unterernährte Patientin im Zusammenhang mit ihrer psychischen Erkrankung die Nahrungsaufnahme ablehnt oder ein manischer Patient eine Mitpatientin sexuell belästigt (vgl. Wesuls et al. 2005: 15). Die zur Verfügung stehenden Mittel können dabei in drei Kategorien unterteilt werden: Isolierung, Fixierung und die Verabreichung von Medikamenten bzw. Nährstoffen unter Zwang.

7.2.1. Voraussetzungen und Entscheidungen im Vorfeld

Gesetzliche Grundlagen hierfür finden sich im Unterbringungsgesetz (UbG) und im Heimaufenthaltsgesetz (HeimAufG). Weitere Voraussetzungen für den Einsatz dieser Maßnahmen sind ein adäquat geschultes Personal und klare Richtlinien, in welchen Fällen welche Schritte gesetzt werden müssen. Dazu gehören schriftlich niedergelegte und transparente Standards, Regeln, Verantwortlichkeiten und Dokumentationssysteme, wobei es jederzeit möglich sein muss, die jeweiligen Regeln und Vorgangsweisen auch zu hinterfragen und sie immer wieder begründen zu lassen. Ein „Das machen wir immer so..." reicht nicht aus (vgl. Pörksen 1997: 120), denn speziell in diesen Situationen haben Patienten Anspruch auf die Einhaltung höchster Qualitätsstandards, ähnlich den Nutzern einer Intensivstation (vgl. Pieters 2004: 118).

Ein kohärentes und umfassendes Regelwerk bieten etwa die *Bielefelder Standards zum Umgang mit aggressivem Verhalten und Zwangsmaßnahmen* des Zentrums für Psychiatrie und psychotherapeutische Medizin der Krankenanstalt Gilead in Bielefeld (siehe Literaturverzeichnis). In sechs ausführlichen Standards werden Regeln für den Umgang mit aggressivem Verhalten beschrieben und Normen für die Anwendung von Zwangsmaßnahmen aufgestellt, wobei ein besonderer Wert auf präventive Maßnahmen gelegt wird. Ein Leitfaden zur Nachbesprechung der Vorfälle schließt die Sammlung ab.

Abgesehen von Rahmenstandards spielt bei der Implementierung von Zwangsmaßnahmen auch die Ausbildung des Personals eine Schlüsselrolle. Die Praxis hat gezeigt, dass spontane, unkoordinierte und unreflektierte Versuche, die Situation zu kontrollieren, häufig das Gegenteil bewirkt haben, eine erhöhte Gegenwehr zur Folge hatten und immer wieder zu Erniedrigungen und Verletzungen geführt haben. Das Training von geeigneten Festhaltegriffen und Techniken der Fixierung im Team ermöglicht hingegen eine effektive und in hohem Maße schonende und schmerzarme physische Intervention, bei der die Würde und das Selbstwertgefühl des Patienten als ein zentrales Anliegen mit berücksichtigt werden. Wenn das gesamte Team eingeschult ist, ist es z. B. auch möglich, bei der Auswahl des intervenierenden Personals auf das übereinstimmende Geschlecht zu achten.

Bevor Zwangsmaßnahmen ergriffen werden, müssen außerdem in jedem Einzelfall noch einmal sowohl der potentielle Nutzen als auch die Nachteile und Risiken abgewogen werden, denn jede mit Gewalt verbundene Situation stellt für den Patienten ein weiteres potentielles Trauma dar. Die Zwangshandlung kann die Beziehung zum Personal untergraben, Gefühle der Ohnmacht, Hilflosigkeit und des Ausgeliefertseins erzeugen und unter Umständen sogar als eine existentielle Bedrohung empfunden werden. Vor allem bei jenen Patienten, die in ihrer Vorgeschichte von Gewalt in ähnlicher Erscheinungsform betroffen waren, besteht ein hohes Risiko einer Retraumatisierung (vgl. Ketelsen / Pieters 2004: 71). Die Anwendung von Gewalt ist ferner auch für das Personal mit erhöhter physischer und psychischer Belastung verbunden.

Die Grenze zwischen notwendiger und nicht notwendiger Gewaltausübung ist dabei nicht immer leicht zu bestimmen. In Grenzbereichen bedarf es daher einer besonders gründlichen Überprüfung, ob nicht unter Umständen gewaltfreie Alternativen zur Verfügung stehen, und bei kommunikationsfähigen Patienten sollte es bis zum Moment der Durchführung möglich sein, einen alternativen Weg einzuschlagen, wenn die Person Kooperationsbereitschaft zeigt (vgl. Pieters 2004: 113). Wenn es eine gemeinsam erarbeitete Behandlungsvereinbarung über den Umgang mit Selbst- oder Fremdgefährdung gibt, dann sollte diese dem Patienten noch einmal vor Augen geführt werden. Sofern es die Umstände erlauben, ist der Patient knapp und klar darüber zu informieren, welche Zwangsmaßnahme bevorsteht, warum sie durchgeführt werden muss, wie lange sie voraussichtlich dauert und unter welchen Voraussetzungen sie vermieden oder aufgehoben wird.

Ein Dilemma entsteht häufig bei geriatrischen und gerontopsychiatrischen Patienten, wo Beschränkungen häufig aufgrund der Sturzgefahr angeordnet werden. Das Sturzrisiko kann zwar durch Fixiermittel wie Sitzgurte oder Bettgitter in der Tat gesenkt werden, doch die Zwangsmaßnahmen können sich auch negativ auf die langfristige Mobilität und Selbständigkeit der betreffenden Klienten auswirken. Die selbständige Mobilität kann hierbei innerhalb weniger Tage dauerhaft verloren gehen, was in der Folge zu Ressourcenabbau und Abhängigkeit in weiteren Bereichen führt. Aus dem Grund sind besonders auch bei dieser Patientengruppe alternative oder zusätzliche Maßnahmen zu überlegen, wie etwa Hüftprotektoren, Gehhilfen, Mobilisationstraining, usw. (vgl. Koller 2004: 91, 97).

7.2.2. Vorkehrungen nach der Krisensituation

Die Fixierung eines Patienten ist nur in Verbindung mit einer intensiven Überwachung und Betreuung vertretbar, denn abgesehen von der körperlichen Versorgung ist es in dieser Phase wichtig, weiterhin Kontakt und Kommunikation anzubieten. Eine 1-zu-1-Betreuung wäre in diesem Fall günstig. Wenn dies nicht möglich oder vom Patienten nicht erwünscht ist, dann muss zumindest in kurzen und regelmäßigen Abständen (10-15 Minuten) eine persönliche Kontrolle erfolgen (vgl. Pieters 2004: 113).

In vorher festgelegten Abständen ist dabei auch regelmäßig zu überprüfen, ob die Indikation für eine Fixierung immer noch gegeben ist bzw. ob nicht zu einer schwächeren Form der Beschränkung gewechselt werden kann (vgl. ebd.). In den Kliniken Gilead in Bielefeld und Neukölln in Berlin hat es sich bewährt, die Gültigkeit der ärztlichen Anordnung für Fixierungen mit einer Dauer von maximal zwei Stunden zu begrenzen, nach deren Ablauf gegebenenfalls eine neue Anordnung erfolgen muss. Nach der Verkürzung der Gültigkeit der Anordnungen von 6 bzw. 24 auf jeweils zwei Stunden (auch in der Nacht) ging die jährliche Gesamtdauer der Fixierungen aller Patienten erheblich zurück (vgl. Schulz / Zechert 2004: 63 f).

Eine intensive pflegerische Begleitung ist immer auch dann erforderlich, wenn der Eskalationsprozess ohne Zwangsmaßnahmen unterbrochen werden konnte, denn es dauert jeweils einige Zeit, bis sich der mentale Zustand der betreffenden Person stabilisiert hat (vgl. ebd. 64 f). Nach Glynis Breakwell durchläuft ein Mensch im Rahmen einer aggressiven Episode mehrere Phasen durch (vgl. Breakwell 1998: 55 ff). Nach der *Auslöse-* und *Eskalationsphase* folgt die *Krisenphase*, während der sich die aufgestaute Aggression entlädt. Dieser emotionale Ausbruch dauert in den meisten Fällen nur einige Minuten. Danach folgt eine *Erholungsphase* von bis zu anderthalb Stunden. Während dieser Zeit kehrt die Person zwar allmählich zum normalen Grundverhalten zurück, die psychische und körperliche Erregung kann sich allerdings noch relativ lange auf einem hohen Niveau halten und bei gegebenem Anlass zu einem erneuten Ausbruch führen. Nachdem in so einem Fall der Prozess der Eskalation nicht noch einmal durchlaufen wird, kann die Gewalthandlung diesmal äußerst plötzlich zustande kommen. Die Kommunikation sollte sich in dieser Phase deshalb eher auf beruhigende, stabilisierende Signale und einfache Anweisungen beschränken (vgl. ebd. 91). Für eine Nachbesprechung ist es noch zu früh. Das letzte Stadium ist die sogenannte *Depressionsphase*, die durch körperliche und geistige Erschöpfung gekennzeichnet ist. Die Person empfindet Reue, Schuld, Scham, entschuldigt sich und bricht eventuell in Tränen aus. Allfällige Beschränkungen können ab nun je nach Situation gelockert und die Reintegration in das Stationsgeschehen vorangetrieben werden. Danach sollte bald ein klärendes Interventionsgespräch folgen.

Eine gesonderte Betreuung muss auch dem Opfer des Übergriffs angeboten werden, denn dieses durchläuft parallel dazu einen ähnlichen Prozess. Daraus lässt sich ableiten, dass eine zuvor angegriffene Pflegeperson nach Möglichkeit nicht für die unmittelbare Nachbetreuung des Patienten herangezogen werden sollte (vgl. ebd. 60, 91). Ferner sollten nach dem Vorfall auch die zuvor anwesenden Zeugen angesprochen werden, da das Ereignis auch auf sie erhebliche psychische Auswirkungen haben könnte.

8. Tertiäre Prävention

Wie soeben angedeutet, besteht ein wesentlicher Aspekt der Gewaltprävention vor allem auch in allen organisatorischen und pflegerischen Maßnahmen, die nach dem Vorfall ergriffen werden. Dazu zählen insbesondere auch eine gründliche Analyse und Dokumentation des Vorfalls sowie die Evaluierung der bisherigen Vorgehensweisen und gegebenenfalls deren Modifikation.

8.1. Dokumentation

Neben der vorgeschriebenen Dokumentation allfälliger Zwangsmaßnahmen sollten nach jedem Gewaltereignis detaillierte Informationen über die Umstände und den Verlauf des Ereignisses gesammelt werden.

Ein in Frage kommendes Dokumentationsschema ist z. B. das Erfassungsblatt SOAS (*Staff Observation Aggression Scale*). Es nimmt Bezug auf den Ort des Ereignisses, die Art und Dauer der Aggression, die auslösende Situation, die Folgen für das angegriffene Opfer und die zur Beendigung der Aggression ergriffenen Maßnahmen.

Anhand der Dokumentation wird im Laufe der Zeit ersichtlich, welche Merkmale bei den Vorfällen gehäuft auftreten und welche Erfolge durch deeskalierende Maßnahmen erzielt werden. Die resultierenden Erkenntnisse bilden daher eine wichtige Grundlage für die Optimierung der eigenen Sicherheitskultur. Außerdem lässt sich dank einer korrekten Erfassung von Gewaltvorfällen und Zwangsmaßnahmen z. B. auch ein erhöhter Personalbedarf begründen.

8.2. Analyse des Vorfalls

Nach dem Ereignis sollte auch gemeinsam mit dem Patienten eine Reflexion und Analyse des Vorfalls erfolgen. Das Ziel besteht darin, den Zwischenfall verstehen zu lernen, Schuldgefühle abzubauen und gleichzeitig eine künftige Wiederholung möglichst zu vermeiden.

Vor allem bei einer rezidivierenden Neigung zur Gewalt handelt es sich nicht selten um immer wiederkehrende, angelernte und gefestigte Verhaltensmuster und Reaktionsschemata, die in spezifischen Situationen zum Tragen kommen (vgl. Steinert 1995: 106). Und nachdem gemäß der Lerntheorie davon ausgegangen wird, dass auch der Verzicht auf Gewalt gelernt und trainiert werden kann, beruht das Hauptaugenmerk der Nachbesprechung darauf, einen entsprechenden emotionalen und sozialen Lernprozess in Gang zu setzen und alternative Strategien für den Umgang mit den eigenen aggressiven Impulsen zu entwickeln (vgl. Hartdegen 1996: 76).

Das Gespräch mit dem Patienten sollte daher auf folgende Punkte Bezug nehmen (vgl. Ketelsen / Pieters 2004: 73 f; Pörksen 2004: 119):

- Wie wurde die Situation erlebt?
- Welche Ursachen und Faktoren haben zu dem Vorfall geführt?
- Welche Frühwarnzeichen hat es im Vorfeld gegeben?
- Welche Deeskalationsversuche wurden unternommen?
- Wie hätte sich eine Zuspitzung vermeiden lassen?
- Was hat in der Krise seitens des Personals gutgetan oder nicht gutgetan?
- Warum wurde die Entscheidung für eine Zwangsmaßnahme getroffen?
- Aufklärung über rechtliche Aspekte von Zwangsmaßnahmen.

Der letzte und wichtigste Punkt ist schließlich die Suche nach individuell abgestimmten Strategien, wie künftig mit auslösenden Situationen (Anspannung, Ärger, Konflikte) und sich anbahnenden Eskalationen umgegangen werden soll und welche Maßnahmen bzw. Zwangsmaßnahmen im Notfall von der betreffenden Person am ehesten akzeptiert werden (z. B. lieber Isolierung als Zwangsmedikation). Auch das Training des erwünschten Verhaltens im Rahmen von Kommunikationsübungen und Rollenspielen kann in Erwägung gezogen werden (vgl. Steinert 1995: 113 ff). Das abgestufte Maßnahmenpaket könnte z. B. so aussehen (vgl. Ketelsen / Pieters 2004: 74):

1. Stufe: um ein Gespräch ersuchen, die Gefühle verbalisieren oder aufschreiben, sich die Konsequenzen vergegenwärtigen, einer Aktivität nachgehen, Musik hören, fernsehen, spazieren gehen, ein Bad nehmen, Entspannungsübungen durchführen, sich zurückziehen, usw.;
2. Stufe: nach beruhigender Medikation verlangen;
3. Stufe: Isolierung;
4. Stufe: Fixierung und Verabreichung von Medikamenten.

Das Gespräch und die gemeinsamen Absprachen müssen schriftlich festgehalten werden und es ist günstig, die getroffenen Vereinbarungen anschließend auszudrucken und sie sowohl von einem Mitarbeiter als auch vom Patienten unterschreiben zu lassen, um deren Verbindlichkeit zu verstärken. Der Patient erhält dann das Original und eine Kopie wird in der Patientenkurve abgeheftet.

Je nach Schwere des Vorfalls sollte dieser in angemessener Form auch im interdisziplinären Team besprochen und evaluiert werden. Neben der Weitergabe aller relevanten Informationen an die Mitarbeiter ist unter anderem zu klären, ob es Frühwarnzeichen gegeben hat, ob auf diese Warnzeichen angemessen reagiert wurde und welche alternativen Vorgehensweisen möglich gewesen wären. Anschließend muss auch das pflegerische Vorgehen bei einer erneuten Eskalation vereinbart werden. Unter Umständen ergibt sich dabei die Notwendigkeit, den Pflege- bzw. Behandlungsplan zu ändern.

9. Wichtigste Schlussfolgerungen

In den bisherigen Kapiteln wurde eine Vielzahl an Ursachen für aggressives Verhalten beschrieben, deren jeweilige, spezifische Konfiguration im Sinne des situationalen Ansatzes erst zu konkreten Zwischenfällen führt. Abgesehen von jenen Faktoren, die sich unter dem Sammelbegriff „Patienten-Charakteristika" zusammenfassen lassen, sind dies vor allem auch das strukturelle Milieu und das Verhalten des Personals in Interaktion mit den Patienten.

Von diesem kontextuellen und prozessualen Verständnis von Gewalt ausgehend lassen sich in den verschiedenen Phasen der Eskalation dementsprechend zahlreiche Ansatzpunkte für präventive Maßnahmen ausmachen, mit deren Hilfe ein unkontrollierter Ausbruch von Gewalt verhindert bzw. gemildert werden kann.

Eine besondere Beachtung gebührt dabei dem Thema der institutionellen Gewalt. Sofern das Ziel darin besteht, im Interesse der Unversehrtheit der Patienten und anderer Menschen zu handeln und gleichzeitig auch das Recht auf Selbstbestimmung und Würde zu wahren, müssen für jegliche Anwendung von Zwang transparente Qualitätsstandards eingeführt werden, die eine sichere, effiziente und zugleich auch rücksichtsvolle Intervention ermöglichen. Sämtliche Formen von und Begründungen für Zwangsmaßnahmen sind dabei auch stets aufs Neue zu überprüfen und zu hinterfragen, denn eine für alle Zeiten beschlossene Lösung würde weder der Dynamik der beschriebenen Phänomene noch dem sich entwickelnden Erkenntnisstand gerecht werden.

Die bisherigen Ausführungen deuten jedenfalls stark darauf hin, dass die Auseinandersetzung mit dem Problembereich „Gewalt" unmittelbar im Interesse des pflegerisch-therapeutischen Auftrags liegt. Das Aufarbeiten der Problematik und der mit den präventiven Maßnahmen verbundene Aufwand erscheinen zunächst kompliziert und zeitintensiv, doch im Vergleich mit den vielfältigen Folgen von unkontrollierter Aggression erweist sich dieser Weg nicht nur als der zweckmäßigere, sondern langfristig auch als der effizientere und ökonomischere (vgl. Hartdegen 1996: 96; Wesuls et al. 2005: 31).

Und für Menschen in Gesundheitsberufen stellen die beschriebenen Strategien nicht zuletzt auch die Chance dar, ein neues Berufsbewusstsein zu entwickeln - nämlich eines, wo physische Gewalt nicht einfach als eine unvermeidliche Begleiterscheinung des Berufs gesehen wird. Und dieses Ziel sollte einen Wert für sich haben.

Literaturverzeichnis

Anke, Mario et al.: Deeskalationsstrategien in der psychiatrischen Arbeit. Psychosoziale Arbeitshilfen 23, 1. Auflage, Psychiatrie-Verlag, Bonn, 2003

Bielefelder Standards zum Umgang mit aggressivem Verhalten und Zwangsmaßnahmen. In: Ketelsen, Regina et al. (Hg.): Seelische Krise und Aggressivität. Der Umgang mit Deeskalation und Zwang. 1. Auflage, Psychiatrie-Verlag, Bonn, 2004

Breakwell, Glynis M.: Aggression bewältigen. Umgang mit Gewalttätigkeit in Klinik, Schule und Sozialarbeit. Aus dem Engl. übers. von Esther Camenzind. 1. Auflage, Hans Huber Verlag, Bern, 1998

Dorfmeister, Günter: Umgang mit Aggression und Gewalt in Krankenhäusern und Pflegeeinrichtungen. In: Österreichische Pflegezeitschrift, Jg. 62 (2009), Nr. 8/9: 18-21

Francis, Susan: Limiting Violence Through Good Design. In: Shepherd, Jonathan (Ed.): Violence in Health Care. Understanding, Preventing and Surviving Violence: A Practical Guide for Health Professionals. Oxford University Press, New York, 2001

Hartdegen, Karsten: Aggression und Gewalt in der Pflege. Gustav Fischer Verlag, Stuttgart / Jena / Lübeck / Ulm, 1996

Kienzle, Theo / Paul-Ettlinger, Barbara: Aggression in der Pflege. Umgangsstrategien für Pflegebedürftige und Pflegepersonal. 1. Auflage, Kohlhammer Verlag, Stuttgart / Berlin / Köln, 2001

Ketelsen, Regina / Pieters, Volker: Prävention durch Nachbereitung - Maßnahmen zur tertiären Prävention. In: Ketelsen, Regina et al. (Hg.): Seelische Krise und Aggressivität. Der Umgang mit Deeskalation und Zwang. 1. Auflage, Psychiatrie-Verlag, Bonn, 2004

Koller, Manfred: Maßnahmen bei verlorener Einsichtsfähigkeit. Zwangsmaßnahmen in der Gerontopsychiatrie. In: Ketelsen, Regina et al. (Hg.): Seelische Krise und Aggressivität. Der Umgang mit Deeskalation und Zwang. 1. Auflage, Psychiatrie-Verlag, Bonn, 2004

Pieters, Volker: Qualitätssicherung bei Zwangsmaßnahmen. In: Ketelsen, Regina et al. (Hg.): Seelische Krise und Aggressivität. Der Umgang mit Deeskalation und Zwang. 1. Auflage, Psychiatrie-Verlag, Bonn, 2004

Pörksen, Niels: Die Bedeutung von internem Qualitätsmanagement für das Klima einer psychiatrischen Klinik und den Umgang mit Zwangsmaßnahmen. In: Kebbel, Johann / Pörksen, Niels (Hg.): Gewalt und Zwang in der stationären Psychiatrie. Tagungsbericht der „Aktion Psychisch Kranke" vom 24./25. September 1997 in Bonn. Aktion Psychisch Kranke, Tagungsberichte, Band 25, Rheinland-Verlag, Köln, 1998

Richter, Dirk: Patientenübergriffe auf Mitarbeiter psychiatrischer Kliniken. Häufigkeit, Folgen, Präventionsmöglichkeiten. Lambertus Verlag, Freiburg im Breisgau, 1999

Ringbeck, Engelbert: Theorie und Praxis des pflegerischen Umgangs mit aggressiven und gewalttätigen Patienten. In: Sauter, Dorothea / Richter, Dirk (Hg.): Gewalt in der psychiatrischen Pflege. Hans Huber Verlag, Bern, 1998

Rupp, Manuel / Rauwald, Christa (2004a): Von der Aggressivität zur Eskalation - Klärung einiger Grundbegriffe. In: Ketelsen, Regina et al. (Hg.): Seelische Krise und Aggressivität. Der Umgang mit Deeskalation und Zwang. 1. Auflage, Psychiatrie-Verlag, Bonn, 2004

Rupp, Manuel / Rauwald, Christa (2004b): Maßnahmen zur primären Prävention. In: Ketelsen, Regina et al. (Hg.): Seelische Krise und Aggressivität. Der Umgang mit Deeskalation und Zwang. 1. Auflage, Psychiatrie-Verlag, Bonn, 2004

Ruthemann, Ursula: Aggression und Gewalt im Altenheim. Verständnishilfen und Lösungswege für die Praxis. Recom Verlag, Basel, 1993

Schulz, Michael / Zechert Christian: Die fremdaggressive Notfallsituation - Maßnahmen zur sekundären Prävention. In: Ketelsen, Regina et al. (Hg.): Seelische Krise und Aggressivität. Der Umgang mit Deeskalation und Zwang. 1. Auflage, Psychiatrie-Verlag, Bonn, 2004

Steinert Tilman et al.: Aggressionen psychiatrischer Patienten in der Klinik. Eine 1-Jahres-Studie an vier psychiatrischen Landeskrankenhäusern. In: Psychiatrische Praxis, Jg. 18 (1991), Nr. 5: 155-161

Steinert, Tilman: Aggression bei psychisch Kranken. Ferdinand Enke Verlag, Stuttgart, 1995

Tergeist, Gabriele: Ist Schwarz und Weiß gleich Mann und Frau? Aspekte zur Gewalt unter geschlechtsspezifischem Blickwinkel. In: Eink, Michael (Hg.): Gewalttätige Psychiatrie. Ein Streitbuch. Psychiatrie-Verlag, Bonn, 1997

Wesuls, Ralf et al.: Professionelles Deeskalationsmanagement. Praxisleitfaden zum Umgang mit Gewalt und Aggression in den Gesundheitsberufen. 4. Auflage, Unfallkasse Baden-Württemberg, Stuttgart, 2005

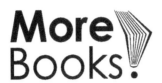
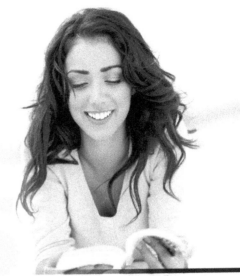
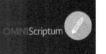